대체의학의 힘

암과 싸우지 마라

암과 싸우지 마라

초판 1쇄 인쇄 | 2024년 07월 07일
지은이 | 임중심 · 임병식
펴낸이 | 이재욱(필명:이승훈)
펴낸곳 | 해드림출판사
주　소 | 서울 영등포구 경인로82길 3-4(문래동1가 39)
　　　　센터플러스빌딩 1004호(우편07371)
전 화 | 02-2612-5552
팩 스 | 02-2688-5568
E-mail | jlee5059@hanmail.net

등록번호　제2013-000076
등록일자　2008년 9월 29일

ISBN　979-11-5634-590-9

대체의학의 힘

암과 싸우지 마라

임중심 · 임병식 지음

이 책에는 자가면역 질환, 암의 치료 방법 등만이 아니고 임상경험에 따른 정보가 들어있다. 특히 식사 요법이나 과일 주스 등을 통한 영양 요법, 숙변 제거로 몸의 독소를 정화하는 방법, 침 치료 요법, 뜸 치료 요법도 있다. 특이한 점은 질병에 대해 새로운 해석과 감사요법 등을 통한 환자의 심리치료도 중요한 치료 요소로 강조하고 있다.

추천사 중에서

해드림출판사

카자흐스탄 추천사 1

임중심 원장님의 이 책에는 암에 관한 문제를 조사하고 치료하는 의사와 전문가들과 또한, 암에 관심 있는 많은 사람에게 대단히 중요하고도 유익한 내용이 담겨 있다.

현재, 현대의학의 가장 심각한 문제는 암이다. WHO에서 발표한 자료에 따르면 2022년도 한 해에 발생한 암 환자의 숫자는 2,000만 명에 이른다고 한다. 그중에 사망한 숫자는 9,700만 명이나 된다. 현대의학의 눈부신 진보와 발전에도 불구하고 암 환자의 숫자는 조금도 줄지 않고 있다. 현대의학은 아직 암의 정확한 원인을 모르고 있다. 단지 잘못된 생활습관과 음식 습관, 흡연, 정신적인 스트레스, 우울증, 방사선, 자외선 등을 암의 원인으로 추측할 뿐이다.

임 원장님은 이 책에서 잘못된 생활습관을 암의 주요 원인으로 보면서 실제 의료현장에서 많은 암 환자를 치료하면서 얻은 연구 결과물을 이 책에 싣고 있다.

임 원장님이 주장한 바에 의하면 모든 사든 사람의 건강은 자기 책임이고 그것은 잘못된 생활습관 때문이라는데 전적으로 동의한다. 임 원장님의 치료 목표는 인체가 지닌 자연치유력으로 스스로 신체 기능을 회복하는데, 있다.

이 책에는 자가면역 질환, 암의 치료 방법 등만이 아니고 수많은 임상경험에 따른 정보가 들어있다. 특히 식사요법이나 과일 주스 등을 통한 영양 요법, 숙변 제거로 몸의 독소를 정화하는 방법, 침 치료 요법, 뜸 치료 요법도 있다. 특이한 점은 질병에 대해 새로운 해석과 감사요법 등을 통한 환자의 심리치료도 중요한 치료 요소로 강조하고 있다. 이 책은 의료에 종사하는 의사분만 아니라 암 환자에게도 유익한 내용이며 대체의학과 건강 전반에 관심이 있는 사람들에게 도움이 되는 책이다.

현 국립외과병원 원장, 현 국립과학원 원장
아크숄라커브 세리크
현 국립외과병원 부원장, 전 아스타나의과대학교 총장
샤이다로브 마쉿

Отзыв

Работа доктора Лима Бёнг Гу «Возникновение рака и методы лечения» содержит полезную и познавательную информацию для врачей общей практики, специалистов, занимающихся вопросами онкологических заболеваний, а также широкой аудитории об онкологии, возможных причинах ее появления и об альтернативных методах лечения.

Проблема онкологии является одной из самых актуальных вопросов современной медицины. Согласно данным Всемирной организации здравоохранения в 2022 году во всем мире было зарегистрировано 20 млн новых случаев рака и 9,7 млн случаев смерти от онкологических заболеваний. Несмотря на развитие современных технологий и методик лечения, число заболевших не становится меньше.

При этом на сегодняшний день до сих пор нет точной формулировки причин возникновения онкологических заболеваний. К числу факторов, влияющих на возникновение опухоли, относят неправильное питание, употребление табака и алкоголя, психоэмоциональные факторы как стресс или депрессия, влияние ультрафиолета и радиации, и многое другое. Работа доктора Лима является результатом многолетнего практического труда и лечения многих пациентов, в которой он рассматривает неправильный образ жизни как одну из главных причин развития рака. И правильно считает, что защита своего здоровья – это выбор и ответственность самого человека.

Одной из задач доктора Лима является восстановление функций организма естественным путем. В своей работе он делится своим подходом и методами лечения онкологических и аутоиммунных заболеваний, результатами и опытом применения определенного питания и очищения организма, иглоукалывания и моксотерапии (прижигания).

Также ценными являются психологические аспекты восприятия и принятия заболевания, описанные в книге, которые являются важными факторами в излечении пациентов.

Таким образом, книга будет интересна как для врачей и пациентов, столкнувшихся с онкологией, так и для широкой читательской аудитории, интересующейся темой альтернативной медицины и здоровья в целом.

д.м.н., профессор,
академик НАН РК   М. Шайдаров

д.м.н., профессор,
академик НАН РК   С. Акшулаков

카자흐스탄 추천사 2

 임중심 원장의 '암의 발생과 치료 방법'을 읽고, 유익한 정보를 얻었고, 한의학자인 원장님의 전문성이 높다는 것을 다시 한번 확신하게 되었다.
 의사가 환자를 처음 진찰할 때 환자가 질병에 대해 이해할 수 있도록 의사가 질병의 원인과 치료 방법을 설명해 주는 것은 매우 중요한 일이다. 나는 7년 전 임 원장이 홍재진단, 맥진을 통해 설명할 때 임 원장이 실력을 갖춘 전문인이라는 것을 확신했었다.
 국내의 의사들로부터 동일한 표준적인 답변만 들을 수밖에 없던 시절이었기에 임 원장의 병에 대한 설명은 나에게 충격으로 느껴졌었다.
 본 책은 질병 치료에 증상 암만을 치료하는 대중 치료를 거부하고 병의 원인을 찾아 치료하는 방법을 소개하고 있다.
 암이 눈에 보이는 암 증상이 아닌 피 오염에 따른 온몸의 질환이라고 설명한다. 암은 생활습관의 병이고 따라서 모든 병(암 포함)은 환자 자신에게서 병의 원인을 찾아야 한다고 주장하고 있다.

또한, 이 책에서는 약물 남용의 심각성을 주지시키고 있다. 특히 항암제의 위해성을 강조하고 있다. 항암제는 인체의 면역력에 치명타를 입혀서 암이 재발할 수밖에 없음을 설명하고 있다.

나는 임 원장과 7년간을 교류하면서 파킨스병, 당뇨병, 심장 류머티즘, 혈액암 등의 환자를 임 원장의 치료로 호전되고 완치되는 것을 지켜보았다. 또한, 병원에서 수술과 항암제 치료를 받은 암 환자들의 수명을 몇 년 연장하는 모습을 목격했었다.

임 박사는 카자흐스탄 국민의 큰 감사와 존경을 받을 자격이 있는 분이다. 이 책은 일반 독자뿐만 아니라 현대의학계 대표에게도 관심을 불러일으키리라 확신한다.

카자흐스탄 정부 정정자(직위)
재르다바예브 라빌 타지갈리에비즈

«Причина возникновения рака и методы лечения»

Ремарка! Данная книга является сборником эссе.

ОТЗЫВ

Ознакомившись с книгой господина Лим Бёнг Гу «Возникновение рака и методы лечения», я получил полезную информацию и еще раз убедился в высоком профессионализме врача, представителя восточной медицины.

Очень важно для пациента, как врач начинает прием и дает заключение вашим недугам, аргументирует на понятном языке, объясняет причину возникновения болезни, а также методы его лечения. В этом я убедился впервые, семь лет назад, попав на прием к господину Лим.

Я вспоминаю отечественных и зарубежных врачей, с которыми я был вынужден общаться по причине недугов и получал всегда стандартные ответы, которые почти не отличались друг от друга, поскольку, видимо, они руководствуются едиными правилами лечения.

Автор книги решил обратить внимание общественности Казахстана на восточные, альтернативные западным, методам лечения, которые в корне отличаются тем, что современная медицина лечит конкретное место боли, а восточная медицина подходит от общего к частному, т.е. находит причину, приводящую к болезни конкретного органа.

Он утверждает, что рак — это системная болезнь всего организма и крови. Главной причиной возникновения рака, гипертонии и других болезней является загрязнение, т.е. зашлакованность крови. Все зависит от пациента, так как рак – это болезнь образа жизни человека.

В книге убедительно доказывается серьезность злоупотребления лекарственными препаратами, о полезных и вредных бактериях в организме человека, а также вред химиотерапии после удаления раковых опухолей. Обращается особое внимание на то, что человеческий организм способен бороться с возникающими болезнями, если этому способствует врач, который квалифицированно и своевременно реагирует на все сигналы.

За годы лечения у господина Лим я стал свидетелем того, как он вылечил больных Паркинсоном, сахарным диабетом, ревматизмом сердца, раком крови и других, продлевал жизнь на несколько лет людям, перенесшим операцию, а также химиотерапию от рака.

Он заслужил большую благодарность и уважение от своих пациентов. Думаю, эта книга вызовет интерес не только у читателей, но и у представителей современной медицины.

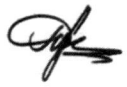

차례

카자흐스탄 추천사 1, 2 ㅣ 4

1부 임중심 원장의 대체의학

암의 원인 치료 ㅣ 16

주마니아 건강 헌법과
이즈미 회원의 암 생존율 95%의 기적 ㅣ 20

암과 싸우지 말라 ㅣ 25

병은 악마가 아니다 ㅣ 30

소아 혈액암, 티마와의 만남 ㅣ 35

암은 생활습관병 ㅣ 40

토켄 회장님과 형제 연을 맺고 ㅣ 44

후생유전학과 사주팔자(四柱八字) ㅣ 49

까작 소녀 아이까와의 인연 ㅣ 54

병은 치료되는 것인가, 아니면

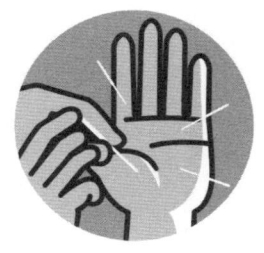

인체 스스로가 치유하는 것인가? | 60

불멸의 건강 진리 1 | 66

불멸의 건강 진리 2 | 71

암 표준치료 후의 몸 관리 | 76

혈당조절 약으로는 당뇨병을 고칠 수 없다 | 81

2부 임병식 수필가가 바라본 대체의학

대체의학적 관점의 암의 이해 ㅣ 87

암은, 마음의 상처 또는 독(毒)에서 온다 ㅣ 94

암 치료 ㅣ 101

약(藥) 권하는 사회 ㅣ 105

암을 바라보는 관점 ㅣ 112

암의 키워드, 소통과 환경 ㅣ 119

암(癌) ㅣ 126

암은 자기를 돌아보는 반성의 기회 ㅣ 136

암 환자 가족 역할의 중요성 ㅣ 141

암의 재발, 전이 ㅣ 147

암에 관한 해석 ㅣ 152

암에 관한 잘못된 인식 ㅣ 160

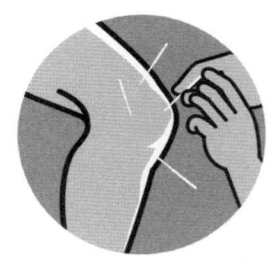

암 판정 받고 수술 서두를 일 아니다 | 166

암 환자가 숙지할 일 | 173

암과 연계해서 본 두 가지 진리 | 180

건강을 위한 깨우침의 말 | 186

암을 보는 지식과 지혜의 눈 | 189

유익균과 유해균 | 193

암 환자에게 필요한 마음가짐 | 198

무분별한 항생제 | 203

다시 암(癌) 이야기 | 206

암에 관한 종합 정리 | 212

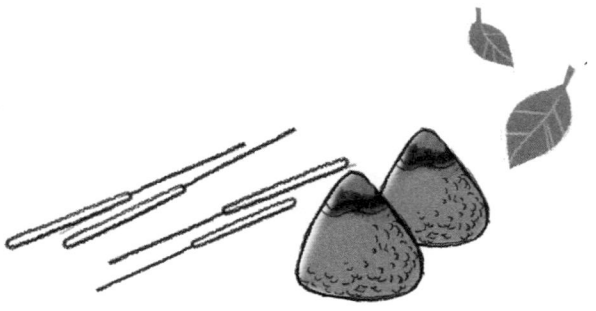

1부 임중심 원장의 대체의학

암의 원인 치료
-암은 죽는 병이 아니다

암의 특징은 보통 3가지로 생각된다.

첫째, 암은 전신질환(全身疾患)이다. 우리가 마주치는 표면적인 암 종괴는 암의 증상에 지나지 않는다. 병원에서 진단하는 암 진행의 기수는 수치에 불과하다.

보통 MRI나 CT상 진단할 수 있는 암의 크기는 1cm인데 이 정도의 암세포가 자라기 위해서는 10년 이상의 시간이 경과 된 것이다. 세포분열이 30회 이상 된 것으로 보는 것이다.

국내 대부분의 암 전문의들이 지적하는 바는, 암은 0, 2cm

크기에서도 전이하고 있다는 것이다. 병원에서는 1cm 크기의 암은 0기로 분류하고 있으며, 간단한 수술로써 완치할 수 있다고 하지만, 사실은 75% 이상은 전이가 있다고 가정해야 한다고 말한다.

둘째, 암은 만성질환이다. 급성질환이 아니라는 뜻이다. 설령 암 진단을 받았더라도 냉정을 찾고 다양한 치료 방법을 선택할 시간이 있다는 뜻이다. 물론, 병원의 3대(大) 치료인 항암, 수술, 방사선 치료가 아닌 다양한 방법을 고려해야 한다는 뜻이다.

셋째, 암은 면역 저하로 생긴 병이다.
과로, 과식, 스트레스 등에 의해 면역력이 떨어진 게 암의 직접적인 원인이다. 면역력을 회복시키는 일은 생활 습관을 바꾸고 몸과 마음의 균형을 회복시켜야 하는 일이다.

불가에서는 모든 병의 원인을 탐(貪), 진(瞋), 치(痴)로 본다. 마음의 부조화가 자율신경 실조(失調)를 일으켜서 병이 생긴다는 것이다.

현대의학의 3대(大) 치료인 항암, 수술, 방사선 치료는 암 환자에게 떨어져 있는 면역력을 더 떨어지게 할 수도 있다.

암은 다양한 원인과 경로를 거쳐서 진행된다. 이와 마찬가지로 암의 회복 과정 역시 어떤 사람은 성공하고 어떤 사람은 실패한다. 하지만 암에서 회복하는 사람은 분명히 몇 가지 공통점이 있다.

암이 어느 정도 진행되었는가가 암 치유 성공 여부를 결정짓는 잣대는 아니다. 암 치료의 성공과 실패는 암을 치료하겠다는 자세와 의지가 더 중요하다.

암은 재수가 없어서 걸리는 병이 아니다. 암 환자 본인은 어렴풋이 자기가 암에 걸린 원인을 짐작하고 있다. 이 원인부터 찾아서 해결하는 것이 무엇보다 중요한 일이다. 원인이 무엇인지 알면서도 자신의 욕망 때문에 그 끈을 놓지 못하고 오히려 그 욕망만 키운다면 치유하기는 어렵다.

그 대표적인 예가 식습관이다.

암에 걸리고 나서도 언제쯤이면 병이 나아 옛날에 즐겨 먹던 음식들을 다시 먹을 수 있을까, 하는 데만 관심이 있는 환자도 있다. 암 투병을 위해 자연 건강식을 시작하고서도 그것이 우리 몸에 얼마나 좋고 사람을 행복하게 해주는 식생활인지, 그 진가를 깨닫지 못한다는 말이다.

바쁜 도시 생활과 그로 인한 스트레스가 암의 원인이었다면 왜 그런 생활에 대한 미련을 과감히 버리지 못하였는지 모르겠다.

병이 영어로는 DisEase 즉, 편안하지 않다는 뜻이다. 과로나 과식으로 몸을 불편하게 만들고 지나친 스트레스로 마음을 불편하게 만든 게 DisEase(병)이란 뜻이다.

그렇다면 병의 치료는 편하게(Ease) 하는 데서 시작해야 한다. 몸을 쉬어주어 휴식을 취하고 음식을 적게 먹어 소화기관을 편하게 해주고 욕심을 줄여 스트레스가 줄어들면 마음이 편해진다.

이렇게 될 때 부교감신경이 부조화되어 오는 질환인데 탐(貪), 진(瞋), 치(痴)로 마음을 다스리고 절제된 생활로 돌아올 때 자율신경이 균형을 이루게 되고 암은 스스로 치유가 되는 것이다.

주마니아 건강 헌법과
이즈미 회원의 암 생존율 95%의 기적

건강(장수), 반건강, 질병은 같은 선상에 있으며 각각 따로따로 존재하는 것이 아니다. 질병은 건강해지는 과정을 통해 치유되는 것이고 건강해지는 과정과 질병이 치유되는 과정이 다르지 않다.

이것이 주마니아가 스스로 선포하고 실천한 건강 헌법이다. 주마니아(예명)는 말기 신장암 진단을 2012년 3월에 받고도 10년 이상을 건강하게 살고 있다.

병원 치료대로 표적 항암치료를 성실히 받았지만, 암은 온몸으로 전이되었고 암성통증은 지속되었다. 그토록 듣고 싶었던 말인 "어렵기는 하지만 최선을 다해 치료하면 방법이 있을지 모르니 열심히 한번 해보자"라는 말을 어떤 의사로부터도 듣지 못하였고 대신에 치료가 불가능하다는 시한부 선고만 확인해 줄 뿐이었다.

주마니아는 살아남기 위해 암 생존자들의 자연치유기를 읽고 또 읽었고 또한 수많은 대체의학 서적을 구해서 피나게 공부하면서 스스로 노력한 결과 생존할 수 있었다고 밝히고 있다(말기 암 진단 10년, 건강하게 잘살고 있습니다. 에디터 출간).

암은 전신질환이다. 암은 피의 오염과 면역체계의 붕괴로 온 질환으로 눈에 보이는 암종괴만을 없애는 대증치료로는 치료할 수 없다. 암의 뿌리를 없애지 않는다면 암은 반드시 재발할 수밖에 없다.

또한, 암은 만성질환이다. 현대의학의 MRI나 CT상 발견할 수 있는 암의 크기는 1㎝(10억 개)로 암이 이렇게 자라기 위해서는 10년 이상의 시간이 필요하다.

현대의학은 암, 고혈압, 당뇨, 자가면역 질환 등의 만성병 치료에 있어서 대단히 취약하다. 그 이유는 만성병은 잘못된 생활습관에서 오는 생활습관병이기 때문이다.

고혈압을 완치하는 약이 있을 수 없고, 당뇨병을 완치

하는 약 또한 있을 수 없다. 암 또한 만성질환이다. 특효약이 있을 수 없다. 생활습관을 고쳐서 인체 스스로 면역이 향상되어 스스로 치료해야 하는 질환들이다. 생활습관을 고칠 수 있는 약이 어디에 있겠는가?

주마니아의 건강 헌법은 중요한 메시지를 우리에게 준다. 건강해지는 것이 바로 암을 치료하는 것이라는 메시지다. 우리 몸이 건강해지면 암은 스스로 낫는다는 것이다. 養正積自除(양정적자제), 한방 이론이 그것이다. 종양이나 종괴는 인체의 정기를 기르면 스스로 없어지는 것이다.

나 또한 많은 암 환자를 만나고 있지만, 각자가 가지고 있는 암 명칭들에 크게 주목하지 않는다. 대장암, 간암, 유방암, 혈액암…… 그냥 암의 이름이며 암의 증상으로 본다는 것이다.

무슨 암인지는 크게 중요하지 않다. 암을 몸에 가지고 있는 암 환자라는 사실이 더욱 중요하다. 인체의 시스템은 머리끝에서 발끝까지 하나의 시스템이다. 간장, 심장, 비장, 폐, 신장, 오장의 기능은 전신에 미친다. 이 오장의 기능이 정상이 되어야 건강해질 수 있는 것이다.

인체 내의 오장육부의 기능이 정상화되고 또한 그로 인해 면역기능이 살아날 때 암같은 질병도 저절로 치료되는 것이다.

1990년에 설립한 "이즈미회"는 암 환자 800명이 모인 자조 모임이다. 이 단체가 놀라운 것은 회원의 생존율이다.

회원 구성원 가운데 초기 암 환자가 약 4분의 1이며 나머지 중기, 말기 암 환자인데 이들은 연간 생존율이 95%이다. 그것도 10년간의 평균치다. 회원들이 지켜야 하는 것은 3가지다.

첫째, 암은 낫는다고 생각한다
둘째, 철저한 현미 채식과 무조건 100번씩 씹기
셋째, 운동하기

회장인 나까야마 다케시 씨는 50대 중반에, 위암에 걸려 완치한 분으로 "남한테 피해를 주지 않는 한 인생을 즐겨라."라고 말하고 있고, 또한 다음과 같이 조언하고 있다.

"암이란 진단을 받으면 거의 모든 사람이 공황 상태에 빠져 병원, 의사, 항암제 등에 의지한다. 하지만 그것은 지옥행 신칸센을 타는 것과 마찬가지이며 그 열차의 종점은 죽음이다."

암과 싸우지 말라

대체의학자인 필자는 10년째 카자흐스탄에서 대체의학 의사로 활동하고 있는데 대체의학의 특성상 병원에서 치료하기 어렵거나 치료가 잘 안 되는 환자들이 그 대상이다. 따라서 암 환자도 많이 찾는다. 대부분 재발 전이된 환자들이다. 재발 전이되면 3기 또는 4기이다. 이렇게 진행 중인 암의 경우는 현대의학의 특별한 치료법이 없다. 대부분 연명에 중점을 두고 치료하는 실정이다.

암을 어떻게 이해해야 할 것인가는 암을 어떻게 치료해야 할 것인가와 직결되는 일이다. 대체의학에서는 암을 성선설의 입장에서 이해한다. 암이 사람을 죽이려 생긴 것이 아니라고 본다는 것이다.

현대의학은 암을 박멸해야 할 대상으로 본다. 그래서 수술로 암세포를 제거하고 맹독성 항암 약으로 암세포를 죽이고 방사선으로 암세포를 태워 죽인다.

MD ANderson 병원의 종신교수인 김의신 박사는 자신의 저서인 〈암에 지는 사람, 암을 이기는 사람〉이라는 책에서 "암은 완치가 불가능합니다. 긍정적이고 겸손한 자세로 잘 먹고 잘 자고 잘 움직이면 암의 활동을 다소 지연시킬 수 있습니다." "우리가 마주하는 암은, 아직까지 완치가 없고 조금씩 죽음의 길목으로 향하는 병입니다. 고작 속도를 줄이는 작업이 치료의 목적입니다."라고 서술하고 있다.

세계 최고 병원에서 최고 의사가 한 말이니 믿어도 좋을 것이다. 그런데 침과 뜸을 전문으로 하는 대체의학 의사가 어떻게 암을 치료할 수 있느냐는 의문이 들 것이다. 그것은 한방 이론과 관련이 있다.

養正積自除(양정적자제)
이는 정기를 기르면 종양은 저절로 사라진다는 뜻이다.

종양이란 혈액순환이 되지 않을 때 인체 스스로 만드는 종물이다. 성선설의 입장에서 볼 때 종양은 인체 스스로 생명을 유지하기 위해 만든 것이다.

쉽게 말하면, 인체에서 독과 노폐물이 너무 과다해서 본인의 간과 신장, 그리고 림프에서 이 독들을 해독 처리할 수 없을 때 시간을 벌기 위해 쌓아놓은 것이다. 다시 말하자면, 산에 있는 독버섯으로 보면 된다. 독버섯이 독을 흡수하여 산을 정화시키고 있는 것이다.

그간 필자에게는 다양한 암 환자들이 찾아왔다. 필자는 암 환자들이 말하는 다양한 암종에 큰 관심을 두지 않는다. 암 환자는 그냥 암 환자일 뿐이다. 유방암 환자, 대장암 환자, 간암 환자가 따로 있는 것이 아니다.

현대의학의 MRI, CT상 발견 가능한 암의 크기는 1cm(10억 개)다. 1cm암은 현대의학에서는 0기 암으로 분류해서 운 좋은 아주 초기 암으로 분류하고 있다.

그러나 류영석 박사를 비롯한 대부분의 암 전문가들은 지적하고 있다. 암은 0. 2cm(200만 개)에서도 전이하고 있다는 것이다. 0기 암이라도 75% 이상은 전이가 있는 것으로 간주해야 한다는 것이다.

그래서 병원에서는 완치라는 말을 쓰지 않고 듣기에도 모호한 '관해'라는 신조어를 쓰고 있다. 그냥 현대의학에서 사용하는 MRI. CT상 보이지 않는다는 뜻이다. 물론 보이지 않을 뿐, 암이 다 없어진 것은 아니다.

암 전문가들이 주장하는 바는 모든 사람이 하루에 5,000개에서 500,000만 개의 암세포가 매일 만들어지고 있다는 것이다. 다만 우리의 면역력이 대응하고 있기 때문에 암 환자로 발전하지 않는 것뿐이다. 암과 싸우지 말라고 조언하는 것은 다음과 같은 이유에서이다.

첫째, Quality of life, 삶의 질 때문이다. 수술, 항암, 방사선의 3대 치료에는 엄청난 대가가 따른다. 그 고통의 크기는 상상 이상이다. 암 환자의 대다수는 항암치료 후유증으로 죽는다는 것이 대부분 의사들의 소견이다.

둘째. Quality of Death, 죽음의 질 때문이다. 물론 죽은 자는 말이 없는 것이지만 문제는 산자의 몫이다. 가까운 가족이나 친지에게는 마지막 모습이 그 사람의 성공했을 때만큼 중요할 수도 있다.

셋째. 연명효과 때문이다. 미국에서 나온 자료에 따르면 항암치료 후의 재발까지 평균 기간은 11개월이고 재발환자의 평균수명 값은 8개월이라고 한다. 다시 말해 연명효과가 불분명하다는 것이다.

  암을 만성질환자, 노화의 한 축으로 받아들이면 어떨까? 암과 싸우지 말고 싸워서 에너지를 소모시키는 대신, 인체의 정기를 길러서 양정(養正) 한다면 암 환자의 삶의 질이나 연명에도 도움이 될 것이다.

병은 악마가 아니다

 병을 선이라 할 것인가, 아니면 악이라 할 것인가 하는 자연철학적인 명제에 대해 깊이 생각해 보자. 현대의학은 병을 악으로 규정짓고 있다. 그 까닭은 병의 원인을 외부의 인자나 조건에서 찾고 있기 때문이다.
 사람의 몸은 선인데 외부의 악인 바이러스나 박테리아 같은 병원체들이 외부에서 몸으로 들어와 병을 일으키는 것이라고 생각하는 것이다. 사람의 몸과 병을 각각 따로 생각하면서 이 둘을 별개의 것으로 여기는 까닭이다.
 이러한 이원적인 사고방식은 필연적으로 바이러스나 박테리아 같은 악마를 없애기 위한 약들을 만들게 했고,

또 이런 나쁜 것들을 떼어 없애야 한다는 것에서 외과수술을 낳게 했다.

이와 같이 사물을 선이냐 악이냐로 명백히 떼어 생각하는 것이 현대의학의 서양적인 사고방식인 것이다. 그러나 이것은 잘못된 것이다. 자연현상을 이렇게 흑이냐 백이냐로 명백히 떼어 생각할 수는 없는 것이다.

한편, 병을 선이라 보는 것이 동양적 사고방식이다. 즉, 병이라는 것은 그 사람의 생활에 잘못됨이 있고, 그 때문에 몸의 조화를 깨뜨린 상태라고 이해한다.

병이란 병을 일으킨 환자 본인의 몸 안에 책임이 있는 것이니 그 자신의 생명력으로 고쳐야 한다. 예를 들면, 감기가 들어서 열이 나게 되는 경우, 서양의 현대의학에서는 '그건 좋지 않은 현상이다' 하여 해열제를 쓰게 되고 또, 설사를 하게 되면 무리하게 그것을 멎게 하려고 한다.

그러나 그와 같은 현상 자체가 나쁜 것은 아니다. 그럴만한 이유가 있어서 열이 나고 설사가 나는 것이다. 다시 말해서 몸에서 열이 나는 것은, 몸 밖으로 빼내야 할 노폐물이 일정한 한계를 넘어서 몸 안에 축적이 될 때 급하게 연소 과정을 진행시키기 위해서 나타나는 현상이다.

또 이 경우의 열은 몸 안의 신진대사를 촉진시켜 자연치유적으로 높이고 있다. 그리고 설사를 하는 것은, 몸 안에 있어서는 아니 되는 것들을 빨리 내보내려고 하는 작용이다. 그래서 자연스럽게 멎기를 기다리는 게 몸에 좋다.

병이나 증상이 나타나는 것은 선이라 보는 가운데, 그것을 좋게 생각하는 것이 동양적인 사고방식이다. 따라서 나타난 병이나 증상을 고치기보다는 그 병이나 증상이 오게 된 원인인 생활습관을 고치는데, 힘쓰게 된다.

일상생활을 주의하여 병에 걸리는 것을 예방하거나 환자의 체력을 좋게 해서 병을 자연스럽게 물리친다. 따라서 화학 약제나 방사선 또는 수술로써 "병을 일으킨 악마와 대항한다."라는 서양의학과는 크게 다르다. 병은 그 사람, 자신이 만들어 놓은 것이니까, 그 치료도 환자 자신의 생활습관을 반성하고 고치는 것에서 시작해야 한다.

암은 전신병이다. 전신의 병이고 혈액질환이다. 암은 국소병이 아니다. 국소란 어디까지나 전체의 일부로서의 국소이다. 따라서 원칙적으로 국소병은 있을 수가 없다. 피의 오염이 곧 암의 전체인 것이다.

장내의 이상발효를 일으키기 쉽고 또 독소나 바이러스

를 만들기 쉬운 동물성 음식의 과다섭취가 피를 탁하게 하는 원인이다. 암이라고 하는 병의 정체는 바로 이와 같은 피의 혼탁인 것이다. 일종의 패혈증이라고 생각할 수 있다. 우리가 눈에 보이는 암종괴는 엄밀한 의미에서 볼 때 암의 실체는 아니다.

이 암은 피가 더러워졌을 때 산소의 공급에 문제가 생기면 그 적응반응의 하나로서 혹이 생기기 마련이다. 이 혹이 병이 아니고 이 혹을 만들어 내는 배후에 있는 진짜 원인인 피의 오염, 그것이 진짜 암인 것이다.

암은 피가 더러워진 몸에서가 아니면 절대로 생길 수가 없다. 암종이 생겼다고 하는 사실은, 사실은 기뻐해야 한다. 만약 그것이 안 생겼다면 응급상황 즉, 패혈증과 같은 상황이 되어 사람이 죽을 수도 있는데, 암종의 혹이 생명을 연장시키고 있기 때문이다.

암종은 위험신호를 알려주고 있다. 피의 오염을 빨리 해결하라는 신호를 주는 의미이다. 그래서 암종은 암이 아니고 그것은 선인 것이다.

암을 비롯한 모든 병은 피가 오염된 것으로 피를 깨끗하게 하면 모든 병이 좋아지게 된다. 암은 피가 더러워진 몸에서가 아니면 생길 수가 없다. 그리고 그것은 "당신의 혈액은 더러워지고 있다. 지금 당장 피를 깨끗이 하게 하는 방법을 찾지 않으면 목숨이 없어진다."라고 하는 것을 알려주는 신호일 뿐이다.

소아 혈액암, 티마와의 만남

 1년 전 티마를 만났다. 양방의 모든 치료가 실패한 일곱 살 백혈병 환자였다. 병원에서 항암치료와 스테로이드 과용, 그리고 누나의 골수이식까지 실패한 뒤였다.
 몸은 굳어져 로봇 인조인간 같았고, 손과 발은 얼음장 같이 차가웠다. 거의 가망이 없어 보였다. 그런데도 양방에서는 마지막으로 항암치료를 한 번 더 해보자고 했다는데, 엄마가 거부했다고 한다.
 엄마는 다른 의사의 소개를 받아 아이를 데리고 필자를 찾아왔다. 처음에는 갈등을 겪었다. 너무나 상태가 안 좋았던 것이다. 그러나 엄마의 간절함과 러시아 어린애인

티마의 조그맣고 예쁜 얼굴을 보고는 마음이 달라졌다. '한번 해보자'하는 생각이 들었다.

그런 데는, 전에 한국에 있을 때 이와 비슷한 어린애가 백혈병으로 치료 중 실명까지 한 것을 완치시킨 경험이 떠올랐기 때문이다. 그러면서 이곳에서 한번 성과를 내보자는 오기도 발동했다. 그래서 곧바로 치료에 들어갔다.

혈액암은 소아백혈병, 림프종, 노인에 많은 골수종 등 3종류가 있다. 양방의 치료법은 대동소이하다. 항암, 방사선, 그리고 마지막으로 조혈모 이식을 한다.

조혈모 이식 성공률은 8명 중 1명꼴로 낮은 편이다. 그렇다면 왜 골수에서 정상적인 백혈구를 생산하지 못하는가. 그것은 모든 병의 원인으로 독과 결핍 때문이다.

핏속에는 있어서 안 되는 독, 바로 노폐물이 있어서이고 핏속에 꼭 있어야 할 영양분인 비타민, 미네랄, 효소가 부족하기 때문이다. 다시 말하면 순환의 문제인 것이다. 혈액순환, 림프순환의 문제이다.

1. 철저한 식단관리

피를 깨끗하게 하기 위해서는 식단관리가 첫째이다. 일

체의 동물성 식품을 배제하고 식물성 위주로 식단을 바꾸게 하였다.

2. 녹즙 복용

1일 1리터 이상의 과즙과 녹즙을 먹게 하였다. 피를 깨끗하게 하는 데는 녹즙 복용이 필수이다. 녹즙은 핏속에 칼슘을 공급하여 피의 산성화를 막고 핏속의 돌이나 노폐물을 녹이고 청소한다. 또한, 몸에 꼭 있어야 할 비타민, 미네랄, 효소를 공급해 준다.

3. 레몬 관장

모든 병은 대장에서 시작된다. 대장에 숙변이 장누수를 일으키고 간문맥을 타고 간으로 가서 간기능이 떨어지면서 몸이 나빠지는 것이다. 모든 병에 관장은 필수이다. 관장만 제대로 해도 몸의 병 50%는 호전된다.

4. 침과 뜸

침과 뜸 시술은 치료의 핵심이다. 우선적으로 막힌 기와 혈을 뚫어줘야 한다. 동의보감에 보면 "통즉불통(痛卽

不通), 불통즉통(不通卽痛)"이라는 말이 있다. 소통이 막혀서 병이 오는 것이다.

처음에 침을 놓았고 다시 뜸을 떴다. 뜸은 집에서도 한 번씩 하도록 하였다. 뜸은 미립구라 그렇게 고통스럽지는 않다.

- 침 처방 -

머리: 백회와 사신총, 아문, 천주, 풍지, 완골, 찬죽, 인당, 태양, 옥화, 마금수, 승장, 지창,

등 부분: 대추, 신주, 폐유, 고황, 심유, 격유, 간유, 비유, 위유, 신유, 대장유, 차료,

배 부분: 중완, 천추 관원, 중극.

손 부분: 곡지, 합곡, 외관, 중저, 후계.

발 부분: 양능천, 음능천, 족상리, 상거허, 하거허, 현종, 삼음교, 태충, 공손, 족임읍.

뜸자리: 족삼리, 현종, 중완, 천주, 관원, 전중, 폐유, 고황, 대장유, 백회.

티마는 침 치료와 뜸 치료 시는 심하게 울었다. 그러나 침 치료와 뜸 치료가 끝나면 언제 그랬냐는 듯이 과장되게 보일 정도로 명랑한 얼굴로 간호사들에게 재미있게 이야기를 하였다. 티마의 이러한 태도가 암 치료에도 큰 효과를 나타낸 것 같다.

수치는 두 달 후부터 개선이 되었다. 걷는 것도 편해 보이고 눈에 띄게 변화되기 시작되었다. 3개월 치료 후에는 모든 병원 수치가 정상으로 돌아왔다.

티마의 치료는 이곳 아스타나 의대 박사들도 유심히 지켜보고 있어서 나로서는 중요한 시험대였다. 그런 만큼 최선을 다하여 치료했다.

마침내 티마는 완치되었다. 지금은 일주일에 한 번씩 예후를 위해 병원을 찾아온다. 티마는 올 때마다 나를 보면 달려와서 안긴다. 그때마다 나는 무한한 행복감을 느낀다. 그래서 나는 의사를 하는 게 아닐까 하는 생각도 해 본다.

암은 생활습관병

암이 생활습관병이라는 데는 모든 의사의 생각이 일치하고 있다. 그토록 무서운 암이 생활습관병이라니. 많은 사람이 의아해할 것이다. 하지만 맞는 말이다. 그래서 암은 고치기 쉬운 병이다.

그렇지 않다면 암은 고칠 수 없는 병일 것이다. 의사는 환자의 생활습관을 고칠 수 없다. 환자 본인만이 고칠 수 있고 환자 스스로가 고쳐야 한다.

암은 생활습관으로 인하여 핏속에 노폐물이 쌓이고 산소가 결핍되어 생기는 병이다. 더 쉽게 말하면, 피의 오염, 피가 썩어서 생긴 병이 암이라는 뜻이다.

현대의학은 암의 증상에만 초점이 맞춰져 있다. 눈에 보이는 암은 빙산의 일각이다. 눈에 보이는 암이 암이 아니다. 암을 만드는 인체의 메커니즘이 암인이다.

그래서 아무리 수술, 항암, 방사선 요법으로 눈에 보이는 암을 없앤다 해도 암은 재발 전이될 수 있다. 항암제는 본래 사람을 죽이는 독성물질이었다. 2차 세계대전 때 독일군이 적국인 벨기에군을 섬멸하기 위해 만든 머스타드(Mustard)라는 화학병기가 있었다. 이 화학병기를 사용하면 몸에서 활성산소가 발생해서 사람을 죽이는 것이다.

이 머스타드라는 화학병기의 화학구조를 조금 변경시켜서 만든 게 1세대 항암제이다. 이걸 쓰면 암세포도 죽고 사람도 죽는다. 그래서 5년 생존율을 말하는 것이다.

습관이란 익숙한 것을 말한다. 생활습관을 바꾼다는 것은 익숙한 것에서의 탈출을 의미한다. 그래서 어렵다. 피나는 각성과 인내가 필요하다. 먹는 것, 운동하고 활동하는 것, 물 마시는 것, 햇볕 쬐는 것, 절제하는 습관, 휴식하는 것, 용서하고 감사하는 것 등으로 병원에서 해줄 있는 것은 10%도 안 된다. 90% 이상이 환자 본인 몫이다.

암은 정신적인 상처에서 온다. 분노하고, 자기를 공격하고, 용서하지 못하고 자기를 사랑하지 않는 것에서 온다.

생활 자체가 교감신경을 항진시키는 생활습관들이다. 특히 빨리 빨리로 대표되는 조급증은 자율신경의 균형을 무너뜨린다. 자율신경이 무너지면 교감신경은 항진되고 부교감신경은 저하된다.

교감신경이 항진되면 활성산소가 발생하여 조직을 파괴한다. 또한, 혈관이 수축되어 혈액순환 장애를 일으킨다.

부교감신경 기능이 저하되면, 림프구는 감소한다. 림프구 감소는 면역 저하로 이어져 암세포를 없앨 수가 없다. 또한, 배설분비능력을 저하시켜서 인슐린분비, 소화액분비 등을 악화시켜 각종 질병을 일으키는 것이다.

우리가 쓰는 대부분의 익숙한 약들이 가장 해롭다. 해열제, 소염제, 진통제, 항생제, 스테로이드제…… 이런 모든 약은 혈관을 수축시키거나 교감신경을 항진시키는 약들이다. 또 장 누수를 일으키고 인체의 유익한 장내 세균을 죽이고 간과 콩팥에 치명적인 손상을 일으킨다.

다시 강조하지만, 암은 잘못된 생활습관병이다. 생활습관은 남이 대신해 줄 수 없다. 그래서 암에 걸리면 환경을 바꾸기 위해 생활 장소를 바꾸는 것도 중요하다고 본다.

그래서 강조하는 것이지만 다음 사항을 명심하고 실천해야 한다.

1. 암은 스스로 고치는 병이다.
   약이나 병원에 의지하는 마음을 바꿔야 한다.
2. 습관은 익숙한 것에서 탈피하는 것이다.
   그래서 어렵다. 습(習)은 날개 밑에 일백 백(百)자가 붙은 것이 원형이다. 새가 날갯짓을 백번을 해야 날 수 있다는 뜻이다. 생활습관을 바꾸어서 자기 몸에 습관화되었을 때 몸에 변화가 일어난다.
3. 기(氣)가 살아야 하고 매사에 감사하는 마음을 가져야 한다.
   웃을 수 있어야 치료할 수 있다. 우리는 모두 주어진 시간을 살다 갈 뿐이다. 오늘 살아있음에 진심으로 감사할 수 있을 때 삶에 기쁨이 찾아오고 암과 싸워 이길 힘이 생긴다.

토켄 회장님과 형제 연을 맺고

　토켄 회장님은 직원이 2만 명이 넘은 이 나라(카자흐스탄) 최대의 석유그룹 회장이다. 나와 만난 지 4년, 연세도 80을 넘은 분이다. 처음 찾아왔을 때를 잊지 못한다. 허름한 점퍼 차림에다가 심하게 머리를 흔들고 특히 말할 때는 입이 심하게 움직였다. 걷는 것도 무척 불편해 보였다.
　자기소개가 없어서 처음에는 그냥 평범한 노인쯤으로 여겼다. 일견 보아도 파킨슨병으로 여겨졌다. 파킨슨은 자가면역 질환이다. 양방에서는 중뇌의 흑질 손상으로 도파민이 생산 안 되는 병으로 규정해서 교감신경을 긴장시키는 약인 도파민전구체를 처방한다.

도파민은 교감신경의 긴장을 촉진시키는 신경전달물질의 하나다. 따라서 도파민전구체가 투여되면 환자의 몸은 더욱 굳어져 시간이 흐를수록 더 움직이기 어렵게 된다. 이런 약들은 일시적인 효과만 있을 뿐, 근본적으로 치료하는 것과는 거리가 있다.

파킨슨병은 교감신경의 과도한 긴장에서 생기는 뇌혈관허혈이다. 다시 말하면 뇌혈관 막힘 병이다. 뇌혈관이 막히니 중뇌의 흑질에 있는 세포들이 산소와 영양소의 원활한 공급을 받지 못해 생기는 병인 것이다.

모든 병의 원인이 그렇듯 파킨슨병 또한 똑같다. 이것의 치료법은 혈관 막힘을 해결하고 충분한 산소와 영양소를 공급받으면 세포들이 재생하게 되고, 도파민을 정상적으로 생산하면 파킨슨은 완치되는 것이다.

치료과정

1. 1일 2식의 간헐적 단식 - 철저한 식단준비
동물성 식품은 혈관 막힘의 주범이다. 우선 식단을 철

저하게 식물성 식단으로 바꾸었다. 고기, 생선, 달걀, 우유, 버터, 치즈, 마가린, 밀가루 음식, MSG가 들어간 음식, 인스턴트 음식을 식단에서 제외시켰다.

2. 하루에 야채즙, 과일즙을 2리터 이상 먹는다.

마트 상품은 안되고 집에서 직접 만들어 먹는다. 피를 깨끗하게 하고 혈관을 재생시키는 데는 녹즙이 최상이다. 녹즙 속에는 다양한 비타민, 미네랄 효소가 있고 녹즙 속의 유기산들은 우리 몸속의 각종 돌(석회)과 혈관 속의 노폐물을 녹여 피를 깨끗하게 청소한다.

3. 숙변 관장

4개월 동안 10일 지속하고 5일을 쉬면서 계속한다. 죽음은 대장에서 출발한다는 말이 있다. John Harvey kellog 박사는 "질병의 90%가 대장 기능 이상에 원인이 있다."라고 말했다. 숙변에 의한 장 누수에 모든 병의 원인이 있다.

4. 침과 뜸의 치료

인체에는 4大 순환통로가 있는데 그것은 기(氣) 순환, 피 순환, 림프순환, 신경순환이다. 이런 순환에 문제가 왔을 때 병이 온다. 침술의 경락도 아직 실체가 다 밝혀진 것은 아니지만 이러한 순환과 연관이 있을 것으로 보는 견해가 많다. 필자는 뜸과 침으로 모든 병을 치료하고 있는데 그 효과는 상상을 초월한다.

이것이 4개월의 치료과정이었다. 토겐 회장은 이 과정을 철저히 따랐고 잘 견뎌주었다. 처음 시작 5일째 되던 날로 기억이 된다. 나에게 회장님은 "원장을 신뢰하니 원장의 뜻대로 모든 치료를 부탁한다."라고 하셨다.

이후 몸 상태는 거의 회복이 되었다. 고마운 보답이었을까? 필자를 자기의 석유회사에 특별 초청하여 공장을 견학시켜 주었다. 그리고 아트라우 TV 방송에 출연하는 계기도 만들어 주었다. 본인도 직접 출연하여 침의 효과를 증언해 주었다.

처음 병원에 올 때만 해도 잘 걷지를 못했는데 공장을 30분 이상 안내하면서도 거뜬한 정도가 되었다. 그것을

TV 앞에서 앉고 서기를 반복하며 건강 상태를 입증해 보였다.

내가 이 나라 온 지도 어언 7년이 되었다. 그동안 두 번의 큰 고비를 겪었다. 한번은 코로나19로 인한 교통통제가 되는 바람에 환자가 뚝 끊겼다. 그런데 회장께서 친구를 소개하여 친구 가족 전체가 치료하는 바람에 병원이 현상 유지를 할 수 있게 되었다.

또 한 번의 위기는 지금 푸틴이 일으킨 전쟁으로 인하여 환자가 끊겼는데 아트라우 친구를 소개해서 한 달간 그곳으로 출장을 가서 많은 사람을 치료할 수 있었다.

토겐 회장님은 본인의 큰 행사에는 항상 나를 초대하고 있다. 그리고 여러 사람 앞에서 나를 소개한다. "이분은 나의 가장 가까운 브라트(형제)다. 한국에서 온 의사로 신이 보내주신 분이다."라고 소개한다. 정말 고맙고 감사한 인연이다.

후생유전학과 사주팔자(四柱八字)

나는 스스로 명리학자를 자칭한다. 1980년 종로5가에서 철학관을 하시는 옥승혁 선생님을 만나 처음 명리학을 배운 후부터 '사주학' 책 쓰신 정대엽 선생님을 만났고, 그 후 백우(白羽) 김봉준 선생님을 만나 2년간 사사 받은 후 여백(余白)이라는 호를 받았다. 나 여(余) 즉, 자기와 같은 사람의 뜻이라고 하셨다. 5권의 명리 학습서를 쓴 것도 이 무렵이다.

이제 내 나이도 70대 중반으로 가고 있어서 과연 사주팔자라는 것이 있는가 하는 의문에 대해 나의 사주를 공개하여 살펴보는 것도 해답이 될 것 같다.

1952. 11.10子 /戊 /丙 /壬 /壬 4대문 64 /乙 /54 /壬
　　　　　　/子 /午 /子 /辰　　　　　/未　　/午

왕한 칠살(七殺)을 막는 무토(戊土) 용신이다. 식신제살격명조(食神制殺格命造)다. 양인격 사주이고 이 사주의 모든 기운은 오화(午火)에 모여 있다. 무토(戊土)는 땅 부동산이다. 부동산을 다루는 직업을 했다는 것을 알 수 있다. 1971년은 임자(壬子)년이다. 왕한 칠살사주(七殺四柱)에 다시 강한 살(殺)인 임자(壬子) 기운이 돌아온 해이다.

이런 운에는 몸을 크게 다치거나 심하면 죽을 수도 있는 운이다. 이때 대학을 중퇴하고 강원도 치악산에 입산하여 100일간 기도로 연명하였다. 신금(申金) 처성(妻星)은 신자진(申子辰)하여 금침(金沈)하였으니 금생수(金生水)로 임수(壬水) 자식을 낳으면 헤어짐을 알 수 있다.

이 사주의 의지처 오화(午火)는 처궁(妻宮)이다. 오술합(午戌合) 오미합(午未合)이다. 육합(六合)하고 있다. 그래서 1958년 무술생(戊戌生)과 1955년 을미생(乙未生) 여자와 인연을 맺었을 것이다. 무오(戊午)대운은 54

세에서 63세까지 10년간이다.

식신제살격 사주가 대운에서 다시 왕성한 식신제살운이 들어오니 이때가 가장 위험한데, 10년에 걸쳐서 고초와 방황이 있었다. 건강과 관련해서 보면 수다금침(水多金沈)이니 금(金)의 병(病) 즉, 대장에 문제가 있고 극왕한 수(水)장부는 인체에서 콩팥이니 주의가 필요하고 극(剋)당한 화(火)장부는 심장이라서 심장도 약하다.

중앙아시아 카자흐스탄은 오행상 무토(戊土)이다. 용신을 찾아 이곳에 온 것도 이해할 수 있는 일이다. 사주에 왕성한 임수(壬水)는 나를 치는 칠살(七殺)기운이다. 강한 살(殺)을 직업으로 택해 침술을 하는 것도 이해할 수 있는 일이다. 끝없이 넓은 임수(壬水)바다. 그리고 외롭게 떠 있는 병화(丙火)달(丙火가 약하니) 이런 그림이 그려지는 사주이다. 운명 상 고독하고 외로움을 타고난 운명임을 알 수 있다.

2010년 1월 18일. TIMES지에 의학계를 뒤흔들만 한 내용이 표지모델로 실렸다.

"Why your DNA isn't your destiny?"

후생유전학을 알린 것이다. 그동안 의학계는 DNA 즉,

유전자가 모든 것을 결정한다고 보아 모든 질병의 원인을 유전자 탓, 조상 탓으로 돌리고 있었다. 그러나 유전자가 결코 질병의 원인이 아니라는 것이다. 질병의 진짜 원인은 따로 있는데, 그것은 유전자에 영향을 미쳐서 유전자의 스위치를 켜고 끄고 하는 환경에 원인이 있다는 것이다.

요즘 아프리카에서는 상아가 없는 코끼리들이 태어나고 있어 세간의 이목을 집중시키고 있다. 밀렵으로 죽은 동료 코끼리들을 보면서 우리 자식들은 상아 없이 태어나야 살아남을 수 있겠구나 하는 코끼리의 마음이 상아를 만드는 유전자 스위치를 꺼서 상아 없는 코끼리가 태어나고 있다는 것이다.

이처럼 마음가짐 즉, 마음의 환경이 유전자에 직접 영향을 미치고 있다는 것이다. 몸의 환경 또한 유전자에 직접 영향을 미치고 있다는 것인데, 그것은 멧돼지를 보면 알 수 있다. 집돼지와 야생 멧돼지는 유전자가 일치하는데 형상은 전혀 다름을 보게 된다.

털의 모양, 다리의 길이, 코에 뿔 등등. 그러나 집돼지를 야생에 두면 3대(代) 2년이 지나면 다시 유전자 스위치가 켜져 야생 멧돼지 형성으로 바뀐다는 것이다. 몸과 마음의 환경이 유전자 발현에 직접 영향을 미친다는 것이다.

영화배우 안젤리나 졸리는 유방암이 무서워서 미리 유방을 절제한 것으로 유명하다. 어머니와 외할머니가 유방암이 있었는데 자신도 부라카 유전자가 똑같이 있어서 미리 유방을 잘라낸 것이다. 그러나 그것은 후전 유전학적 측면에서 본다면 얼마나 터무니없는 일인가. 수많은 일란성쌍둥이들이 환경에 따라서 전혀 다른 용모와 질병을 보이는 것을 연구한 사례는 많다.

불가에서는 일체유심조(一切唯心造)라 했다. 모든 것이 마음먹기라는 뜻이다. 나는 명리학자로서 운명은 있다는 것을 안다. 그러나 그것은 DNA일 뿐이다. 당연히 후생유전학적 노력으로 바뀔 수도 있고, 비켜 갈 수도 있는 것이다. 마음을 바르게 하여 마음의 환경을 바꾸고 식습관 생활습관을 바꾸어 몸의 환경을 바꾼다면 운명은 바꿀 수 있다고 본다. 암도 생활습관병일 뿐이다.

현대의학의 3대 치료법인 항암, 수술, 방사선은 그 증상 즉, 암의 증상을 치료할 수 있을 뿐이다. 식습관, 생활습관을 바꾸고 마음을 절제하여 탐진치(貪. 瞋. 癡)의 3독(毒)을 없애는 것이 암 치료의 핵심이다.

까작 소녀 아이까와의 인연

통역으로 함께 일하는 아이까는 올해 28세의 아가씨이다. 2017년 봄, 류머티즘 관절염 환자로 처음 만났고 지금은 완치가 되었다. 지금까지 6년 동안을 같이 지내고 있다. 그 이전에는 다른 여성이 통역 일을 했다.

그때까지 통역하던 여성은 2017년 아스타나 EXPO 준비로 한국 업체들이 들어오면서 좋은 조건을 제시하는 바람에 떠나고, 마침 통역이 가능한 아이까가 환자로 온 것이다. 아이까는 2013년(癸巳)에 심장판막을 3개나 갈아 끼우는 큰 수술을 받은 상태였다.

처음 병원에 찾아올 때만 해도 아이까는 류머티즘이 심

각한 상태였다. 카자흐스탄 국내 병원에서는 도저히 치료를 못 하고 막바지에 찾아왔다. 올 때 아이까는 외과 의사인 언니와 동행했다.

　필자는 상담 후 치료해 보자고 하면서 사주를 먼저 보았다. 필자는 가끔 중증 환자가 찾아오면 사주를 본다. 아이까의 생년월일시는 1995년 10월 14일 낮 12시.

戊 戊 丙 乙 28세
午 寅 戌 亥
58 48 38 28 18 8 2013년(癸巳) 19세
壬 辛 庚 己 戊 丁
辰 卯 寅 丑 子 亥

　이것이 아이까의 사주 명조이다. 아이까가 병원에 찾아왔을 때는 숨이 차서 100m 이상을 걷지 못한 상태였다. 약을 많이 복용하며 몸이 최악이었다. 필자는 의사인 환자 언니에게 먼저 이 나라에서 류머티즘약을 쓰지 않고 치료 가능한 의사가 있는지 알아보도록 하였다. 그런데 그런 곳은 없다며 다시 찾아왔다. 그런 곳은 있을 턱이 없다.

현대의학에서는 류머티즘을 자가면역 질환으로 보고 있다. 그래서 치료도 면역을 억제하는 약이 주 처방이고, 병을 고치기보다는 증상억제에 치료의 목적을 둔다.

당시 아이까는 소염진통제, 스테로이드제, MTX, 말라리아제까지 써 본 상태였다. 이 나라 역시 류머티즘 관절염에 특별한 치료 방법이 없음을 확인하고 치료에 들어갔다.

대체의학에서는 류머티즘 관절염을 양방과는 달리 면역억제에 의한 질환으로 파악한다. 모든 병이 그렇듯이 독(毒)과 결핍을 이 병의 원인으로 보아 치료의 방향으로 잡았다.

첫째 철저한 식이요법을 실시

인체에서 독을 가장 많이 흡수하게 되는 곳이 소화기관이다. 위에서 소화되지 않은 음식이 소장으로 내려가서 부패하고 숙변이 쌓이면서 질병이 시작되는 것이다. 아침을 먹지 않은 간헐적 단식을 하고, 현미. 채식 위주의 철저한 식물성 식품 위주의 식사로 바꾸었다.

그리고 고기, 생선, 달걀, 우유, 밀가루, 치즈, 버터, 인스탄트 음식, 가공식품을 철저히 차단하였다.

둘째 숙변 관장

  두 달 동안 10일을 계속해서 관장하고 5일 쉬는 방식으로 레몬 관장을 시행하였다. 레몬 관장 방법은 레몬 4개를 준비한 뒤, 2개를 즙으로 내서 복용하고, 2개는 1리터의 미온수에 넣어 관장한다.

  숙변은 쉽게 나오지 않고 적어도 15일 이상은 되어야 제대로 나오기 시작한다. 이것은 대장을 청소해서 장내 환경을 깨끗이 하기 위함이다.

셋째, 매일 1리터 이상의 녹즙 과즙 복용

  녹즙과 과즙에는 비타민, 미네랄, 효소가 많다. 여기에 들어있는 유기산 성분들은 핏속의 노폐물을 청소하고 피를 알카리화시키고 영양을 공급한다.

  현대인들은 특히 미네랄 부족이 심각하고 그중에도 칼슘의 부족이 심각하다. 칼슘이 하는 일은 너무나 많으나, 이것이 없으면 뼈에서 건강한 피를 생산하지 못하고 피가 산성화되는 것을 막을 수가 없다.

넷째, 혈액순환, 림프순환, 에너지 순환을 시키기 위해 매일 침과 뜸을 하였다

 침과 뜸의 효과는 상상을 초월한다. 사람의 병은 신진대사가 안 돼서 오는 것으로 그중 혈액순환만 잘되어도 대부분 병은 좋아진다.

 나는 치료를 시작할 때부터 모든 약을 끊도록 했다. 한 집에서 같이 생활했으므로 아이까의 상태는 관찰 가능하였으나, 약을 끊음으로써 오는 후유증은 별로 없었다.
 침술 치료 후 두 달부터 확실한 변화가 나타나기 시작했고, 지금은 생활에 아무런 지장도 없고, 얼굴 혈색도 같은 또래에 비해 훨씬 깨끗하다. 얼마 전 병원 검사에서도 모든 수치가 정상이었다.
 다시 처음으로 돌아가서 아이까 사주를 보자. 아이까는 흙의 사주로 태어났다. 흙의 용도는 2가지다. 나무를 심거나 물을 가두는 저수지로 쓰이는 것.
 이 사주는 물이 말라도 너무 말라 있다. 이런 사주를 사주 용어로는 火土重濁格(화토중탁)격 이라고 한다. 흙은 물이 없으면 흙이 아니다. 그냥 먼지일 뿐이다.

그래서 이 사주는 꼭 물이 필요한 사주인데 사주학에서는 이를 용신이라고 한다. 년지에 있는 해수(亥水)가 용신이다. 이렇게 불이 왕성하여 흙이 마르면 불이 인체에서는 심장이니 심장병이 있는 것이고, 흙이 말랐으니 흙은 위장이나 위장병이 심한 것이다.

 불, 인성이 왕 하니 인성은 어머니라 어머니와 인연이 없고, 바짝 마른 땅에 흙들이라 형제자매의 팔자도 좋지가 않다.

 신기한 것은 2013년이 계사(癸巳)년이고 대운은 19세 무토(戊土) 대운이다. 무계합(戊癸合)하여 계수(癸水)는 증발했고 세운 사화(巳火) 연지 해수(亥水)는 사해충(巳亥冲)이라 사주에 물기운이 완전히 증발하였다. 이런 운은 죽거나 죽을 고비를 넘기는 것인데 아이까는 심장판막 3개를 인조판막으로 대체하는 대수술을 하였다.

 오늘 아이까에게 자기 이야기를 글로 쓸 것을 양해 받으면서 많은 대화를 하였다.

 운명! 필자 사주에 물이 많은데 이것도 인연인가?

병은 치료되는 것인가, 아니면 인체 스스로가 치유하는 것인가?

치료란 영어로 Treatment 또는 cure의 뜻이고 이것은 약물이나 수술 등 외부 간섭으로 인체의 시스템을 바꾼다는 것을 내포하는 말이다. 치유는 Healing으로 번역되고 이것은 인체 스스로 자가 치료한다는 뜻이다.

우리병원에는 환자들이 잘 볼 수 있도록 '히포크라테스'의 어록을 걸어두고 있다.

"사람은 태어날 때부터 누구나 몸속에 100명의 명의를 지니고 있다. 내 몸 안의 명의가 고치지 못한 병은 이 세상 어떤 명의도 고치지 못한다. 원래 사람들은 모두 자기 병을 고치는 힘을 갖고 있다. 의사는 사람들이 각자가 그

힘을 충분히 발휘할 수 있도록 도와주기만 하면 되는 것이다."

그렇다. 이것은 사실이고 진실이다. 나 또한 나를 찾는 환자들에게 이러한 사실을 항상 주지시키고 있다. "나는 솔직히 당신의 병을 고칠 수 있는 능력이 없다. 당신 속에 잠재되어 있는 생명력이 작동할 수 있도록 도와주는 역할을 할 뿐이다."

이런 말을 해주면 대부분 환자는 처음에는 황당해한다. 그러나 나로서는 어쩔 수 없다. 병은 남이 고쳐주는 것이 아니라 스스로 고치는 것이기 때문이다. 환자 스스로 병 치료의 주도권을 갖지 못한다면 치유는 결코, 일어나지 않는다.

존스 홉킨스 의과대학에서 발표한 자료에 따르면 이 세상의 질병은 36,000가지가 있다고 한다. 이 가운데 95%에 이르는 병들이 다 만성질환이다. 고혈압. 당뇨. 비만. 고지혈. 각종 자가면역 질환. 각종 암까지 모두 만성질환인 것이다.

만성병은 오랜 시간에 걸쳐서 잘못된 생활습관의 결과물이다. 스트레스를 이겨내지 못하는 성격 탓이거나 잘못된 음식 습관, 운동 습관, 수면 습관 등…….

이러한 잘못된 생활습관으로 인해 피가 오염되고 이로 인해 면역이 저하되어 질병이 찾아오는 것이다. 면역질환은 약물로는 치료할 수 없다. 약물은 대증요법으로써 증상을 완화시킬 뿐이다. 대부분의 현대 의학적 치료는 대증요법에 집중되어 있다. 증상을 병으로 보고 치료하는 것에 불과하다.

증상은 병이 아니다. 증상은 인체 스스로 원상을 회복하려는 몸부림이다. 그래서 증상만을 억제시키는 약물 등의 치료는 엄밀히 말하면 몸의 진짜 치유를 방해하는 것이다.

고혈압약은 혈압의 수치를 떨어뜨린다. 수치만을 떨어뜨린 것이다. 이 약을 먹으면 고혈압 병이 치료되는가 하면, 그것은 전혀 아니고 오히려 악화시킨다.

혈압이 높다는 것은 인체가 머리끝에서 발끝까지 피를 보내는데, 애로를 겪고 있다는 뜻이다. 막힌 혈관과 오염되어 진득한 피를 보내야 하니 혈압을 높이지 않고는 해결 방법이 없다.

고혈압약이 고혈압을 악화시킨다는 것을 이해해야 한

다. 혈압이 높은 것이 잘못된 것이 아니다. 그것은 인체의 자연치유일 뿐이다. 고혈압 병의 진짜 원인은 피의 오염과 면역 저하다.

모든 만성병의 원인은 잘못된 생활습관에 있다. 그래서 생활습관병이라고 하는 것이다. 잘못된 생활습관으로 인해 피가 오염되고 이 때문에 면역 저하가 일어나게 된 것이 원인이다.

통증도 과연 나쁘기만 한 것인가? 인체의 어느 부분에 어떤 원인으로 혈액순환 장애가 생기면 프로스타글란딘 같은 호르몬들이 막힌 혈관을 넓히는 과정이 통증으로 나타날 수 있다.

진통제 같은 약들이 이러한 인체의 시스템을 억제한다면 더 큰 문제를 불러일으키는 것은 자명한 일이다. 대부분 사람은 자신의 몸을 믿지 못한다. 믿지 못함으로 사랑하지도 못한다.

우리 몸이 나타내는 통증 등 모든 증상은 사실은 치유과정이며 나를 위해 내 몸이 스스로 일으키는 것이다. 잘못된 것을 바로잡기 위한 내 몸의 자연치유력이 발동하고 있는 것에 불과하다.

"모든 것은 선(善)하다."라고 하였다.

내 몸은 나를 헤치려는 그 어떤 것도 하지 않는다. 내 몸은 주어진 인체 환경 속에서 항상 최선의 노력을 다하고 있다는 것을 이해할 필요가 있다. 자기를 믿지 못하고 자기를 사랑하는 마음이 부족하기 때문에 독한 약물을 투여해서 간과 신장을 손상시키고 수술 등의 과격한 치료로 인체 시스템을 망가뜨리는 것이다.

우리가 아픈 것은 신의 법칙, 자연의 법칙을 어겼기 때문이다. 신이 주신 자연의 음식을 먹지 않고, 온갖 화학 첨가물이 들어간 가공식품 그리고 영양분이 없는 정제식품, 피를 오염시키는 동물성 식품을 먹는 결과이다. 이러한 독(毒)들이 혈액 순환장애를 일으키고 인체 장기들의 정상 활동을 방해하여 생기는 게 만성병들이다.

구름을 걷어내면 그 위에 맑은 하늘이 있듯이 우리 몸에 쌓여있는 수많은 독(毒)을 걷어내기만 한다면 자연치유는 시작된다.

한국인 5명 중 2명이 살아가면서 암에 노출되는 시대에 우리는 살고 있다. 우리 눈에 보이고 MRI나 CT상에 보이는 암종괴는 엄밀히 말해 암의 증상으로 보아야 한다.

진짜 암은 따로 있다. 이 암종괴를 만들어 내는 인체 시스템이 진짜 암이다.

이 암종괴를 계속해서 만들어 내는 피의 오염과 고장 난 면역체계가 진짜 암인 것이다. 피의 오염과 고장 난 면역체계를 바꿀 수 있는 것은 올바른 생활습관으로 돌아가는 것뿐이다. 생활습관을 바꿀 수 있는 약이 어디에 있겠는가? 만성질환을 치료하는 약은 없다.

암은 또한 만성질환이어서 생활습관을 철저히 바꾸는 데서 그 해결책을 모색해야 한다. 눈에 보이는 암종괴만을 치료하는 항암, 방사선, 수술의 3대 요법으로는 암 재발을 막기 어려울 수 있다.

오늘이 부처님 오신 날이다. 부처님은 3독(三毒)이 모든 악(병)의 근원이라고 말씀하셨다. 貪瞋癡(탐진치)다. 탐욕과 분노와 어리석은 마음이다. 또한 게송(偈頌)으로 다음과 같이 경계하셨다.

"세상 사람들은 눈멀었고

몇몇 사람만이 진리를 보네.

몇몇 새들만이 그물에서 벗어나듯 몇몇 사람만이 하늘 세계로 가네."

불멸의 건강 진리 1

〈불멸의 건강 진리〉는 안현필 선생님이 쓰신 책 이름이다. 나에겐 500여 권의 건강 관련 서적들이 있다. 주옥같은 내용을 담은 책들이 많으나 그중 내가 최고로 소중하게 여기는 책이 이 책이다. 이 책은 이론서라기보다는 실용서이다.

안현필 선생님은 50세에 성공한 사업가였다. 그가 지은 '삼위일체' 영어책들은 수백만 권이 팔렸고, 종로 한복판에 고층 건물을 지어 한국 최고의 학원을 운영하였다. 반면에 본인의 표현에 따르면 큰 부자는 되었으나 키 165에 몸무게 75Kg이나 되는 꼬마 돼지가 되어 100m 거리도 간신히 걸을 정도의 큰 병신이 되었다고 쓰고 있다.

이것은 절제를 잃은 생활습관 때문이었다. 자가용을 몰고 다니면서 맛 좋은 것만 찾아 먹었다. 그러면서 몸에 나타나는 모든 증상을 약으로만 억제한 결과였다.

이에 안 선생님에게 큰 각성이 찾아왔는데 이대로 가면 앞으로 1~2년밖에 살 수 없다는 생각이 든 것이다. 그래서 학원 등 모든 것을 직원에게 맡긴 채 시골로 내려와 당시 미국과 일본에서 발간된 대체의학 서적들을 탐독하셨다고 한다. 50세에서 70세까지 20년간 1만 권의 책을 읽고 또 그것을 실천하였다. 그리하여 스스로 건강도 완전히 회복하고 대한민국 최고의 건강전도사가 되었다. 많은 저술과 강연 활동을 하셨다.

물론, 본인이 치른 대가는 컸다. 잘 나가던 학원은 부도가 나고 파산하였다. 안 선생님은 공해 시대 건강법을 제창하시고 1. 除毒(제독) 2. 自然食(자연식) 3. 運動(운동)의 三位一體(삼위일체) 건강법을 탄생시켰다. 약과 병원에 신세 지지 않고 자연에 순응하는 방법만이 진짜 건강 치료법임을 알린 것이다.

선생님은 공해 시대에 사는 현대인들에게 책으로, 강연

으로 수없이 외치고 또 외치셨다.

"육신의 건강을 위해서는 야생동물을 스승으로 삼고 정신은 인간답게 살아라." "자연을 등지고 살아서 건강을 잃은 환자도 자연에 순응시키면 병은 자연치유 된다. 이것은 기적이 아니고 진리인 것이다." "약과 주사로 병을 고치려고 하는 것은 자연을 등지게 하는 방법이므로 병이 고쳐지기는커녕 오히려 악화시켜 죽음을 초래한다."

우리에게는 중요한 명제가 있다. 그것은 '질병을 어떻게 이해해야 하는가.'이다. 눈에 보이는 병을 치료할 것인가. 병을 가진 환자 전체를 치료할 것인가.

1878년 파스퇴르가 세균 설을 주장한 이래 현대의학의 초점은 병의 원인을 외부 요인에서 찾는데, 집중하고 있다. 병의 원인을 찾기보다는 병의 증상치료에 매달리고 있다. 이것을 병원에서는 대증치료라고 한다.

열이 오르면 해열제로 열을 내리고, 통증이 있으면 진통제로 통증을 없애고, 혈압이 높으면 혈압을 낮추고, 혈당이 높으면 혈당을 낮춘다. 이런 모든 처방은 대증처방인 것이다.

이런 대증처방은 병을 고치는 것은 아니고 병의 증상만

을 완화시키거나 없애는 것이다. 물론 진짜 병은 치료되지 않는다.

대체의학에서는 사람 몸에 나타나는 모든 증상은 그것 자체가 인체 스스로 자가치유하는 현상으로 이해하고 있다. 그래서 이런 자연치유 현상을 약물로 억제해서는 안된다고 경고하는 것이다.

증상은 병이 아니다. 증상 너머 이 증상을 나타낼 수밖에 없는 그 원인이 진짜 병이다. 내 몸을 믿어야 한다. 내 몸은 나를 죽이려는 어떠한 행동도 하지 않는다. 증상은 그저 신호일 뿐이다. 무언가 잘못된 것이 있으니 그 원인을 고치라는 신호인 것이다. 자동차 계기판의 빨간불이 차 고장의 원인이 아니듯 인체에 나타나는 모든 증상이 진짜 병을 말하는 것은 아니다.

우리는 내 몸을 믿지 못한다. 내 몸을 믿지 못하니 사랑하지도 못하는 것이다. "모든 것은 善(선) 하다."라고 하였다. 내 몸이 증상을 나타내는 것은 나를 헤치기 위함이 아니다. 이것을 깊이 자각해야 한다.

항상 보이는 것은 보이지 않는 것에 그 원인을 두고 있는 법이다. 한국인 5명 중 2명이 살면서 암과 만나는 시대에 우리는 살고 있다. 공해 시대에 살고 있는 것이다.

우리가 알고 있는 수많은 암의 명칭들, 간암, 대장암, 폐암, 유방암…… 이것은 암의 이름일 뿐이다.

이것 또한 암의 증상이지 진짜 암은 따로 있다. 진짜 암은 피의 오염과 면역붕괴(면역저하)다. 잘못된 생활습관 때문에 오는 결과일 뿐이다.

항암, 수술, 방사선의 3대 요법으로는 암의 원인을 치료할 수 없다. 이러한 3대 치료법은 피를 더 오염시키는 치료법이고, 면역을 더 떨어뜨리는 치료법이다. 암 환자는 재발 전이로 대부분 사망하는 것인데 현대의학적 치료법으로는 이를 막는 방법은 불가능하다.

오직 생활습관을 철저히 바꿈으로써 가능한 일이다. 의학은 지식만으로는 알 수 없는 분야다. 자연을 보고 깨치는 지혜를 가져야 하는 분야라는 뜻이다. 지금은 각자도생의 시대다. 우리는 정보의 홍수 속에 살고 있지만 진짜 중요한 정보는 놓치고 산다.

자연에서 배우고 자연으로 돌아가는 삶이다. 지혜를 길러야 한다. 깨닫는 자만이 스스로 건강도 지킬 수 있는 시대다.

불멸의 건강 진리 2
-자가치유를 어떻게 할 것인가

　大道(대도)는 平易看明(평이간명)이라고 하였다. 질병의 치유 또한 누구나 마음만 먹으면 손쉽게 할 수 있어야 한다. 모든 만성질환(고혈압. 당뇨. 고지혈. 비만. 자가면역 질환. 암)은 질병의 원인이 같으므로 치료법도 같다.

　피가 오염되고 그로 인해 면역붕괴(면역 저하)가 된 것은 만성질환이 원인이다. 5장 6부의 기능이 저하된 것은 그로 인한 결과이다. 피가 오염된 것은 핏속에 독이 있고 대신에 꼭 있어야 할 산소와 각종 영양이 부족하다 보니 피가 산성화된 것을 말한다. 피의 산성화가 만성병의 원인으로 보는 것이다.

치료의 핵심은 毒(독)과 결핍을 해결하는 것인데 독이란 서양의학에서 말하는 신진대사 노폐물이고 동양의학에서는 어혈이나 담적의 개념에 해당된다. 영양결핍이란 비타민, 미네랄, 효소의 결핍을 의미한다. 이것들은 약으로는 해결되지 않고 오직 자연식으로만 가능하다.

1. 除毒(제독)

Detox다. 몸속에 겹겹이 쌓여있는 독소를 제거하는 것을 말한다. 다양한 방법들이 있을 것이다. 실용적인 두 가지 방법을 소개한다면 하나는 장 청소이다.

숙변 제거하는 것을 말한다. 숙변은 장누수증후군을 일으켜서 피를 오염시키는 주범이다. 히포크라테스는 All disease begins in the Gut, 즉 모든 질병은 장에서부터 시작된다고 하였다.

장 청소 또한 다양한 방법들이 있으나 가장 실용적인 방법의 하나가 레몬을 이용하는 방법이다. 4개의 레몬을 준비한 뒤 2개는 숙변 전에 복용하고(레몬즙) 2개는 1리터의 관장물에 섞어서 관장하면 되는 것이다.

방법은 유튜브에 자세히 소개된 것이 많으니 참고하시

면 된다. 장 청소는 단시간에 이루어지지는 않는다. 병 초기 치료의 경우는 15일 정도는 아침저녁으로 2회 한다. 그 후는 몸 상태를 보면서 매일 하거나 일주일에 2~3회 한다.

또 하나, 제독을 위해 추천하는 것은 부항 요법이다. 부항 요법은 3종류가 있다. 부항사혈, 강봉천 선생님의 흡각 요법, 기준성 선생님의 동의부항이 있다. 셋 다 유용하나 만성병은 장기전이므로 동의부항을 추천한다. 손쉽게 할 수 있고 통증이 없기 때문이다.

2. 自然食(자연식)이다

두 단계로 나눌 수 있다. 처음 병 치료할 때와 관리 단계에서 자연식을 말한다.

관리 단계 자연식은 현미 채식 위주의 식단을 말한다. 여기서는 병 치료를 위한 초기 단계를 소개한다. 15일에서 1달간 생과일과 과일즙, 녹즙만을 먹는다. 그 외 일체의 것을 먹어선 안 된다.

다음 15일 또는 1달간은 과일즙과 녹즙만을 먹는다. 대부분 질병은 1달 안에 치료되기 시작한다. 혈압은 정상이

되고 혈당도 정상 혈당이 된다. 몸무게도 줄면서 몸이 가벼워짐을 느끼게 된다. 암 등 각종 난치병은 치유되기 시작한다. 어려운 과정일 수도 있고 생각처럼 어렵지 않을 수도 있다. 일반 단식과 다른 점이 있다면 5장 6부를 쉬어주면서도 영양을 보충시킨다는 점이다.

명심할 것은 과즙 또는 녹즙의 양이다. 하루에 2~3리터를 마시는데 1시간 간격으로 마신다는 것이다. 적게 마시면 효과가 미미해지므로 주의를 요한다.

관리 단계 자연식은 가능하면 불로 익히지 않는 음식으로 현미 채식을 지속하면 된다. 기간은 사는 동안이다. 세상에 쉬운 게 어디 있겠는가.

3. 運動(운동)이다

말 그대로 몸을 움직인다는 뜻이다. 걷기를 추천하는데 매일 매일 쉬지 않고 하는 것이 중요하다. 스스로 맞는 운동법을 찾아야 하는데 매일 쉬지 않고 하는 게 핵심이다.

나는 매일 양발을 부딪치는 운동(발치기라고 한다)을 아침마다 하는데 시간은 15분 정도 걸린다. 2,000개.

4. 마지막으로 마음 관리다

　내 몸에는 100조 개의 세포가 있고 이 세포들은 나의 마음에 따라 영향을 받는다. 一切唯心造(일체유심조)라 하였다. 貪(탐) 瞋(진) 痴(치)의 三毒을 경계하며 사는 것이 마음에 독(毒)을 쌓지 않는 일일 것이다.

암 표준치료 후의 몸 관리

'뿌린 대로 거둔다.'라는 인과의 법칙은 의학에 있어서도 역시 가장 중요한 진리다. 암은 갑자기 찾아오는 불청객이 아니다. 암의 크기가 1cm(10억 개)가 되기 위해서는 10년 이상의 시간이 필요하다고 보는 것이 일반적 견해다.

암 때문에 암 환자가 되는 것이 아니다. 몸이 안 좋아진 결과로써 암이 나타났을 뿐이다. 그래서 치료도 결과인 암종양을 치료 목적으로 해서는 안 되고, 암이 오게 된 환자의 몸 전체를 치료해야 하는 것이다.

필자는 암을 치료하는 의사는 아니다. 암 환자 전체를

치료할 뿐이다. 그런데도 백혈병, 방광암, 폐암 등의 암 환자들이 치료를 받은 후 건강을 회복한다. 대부분은 병원에서 포기한 암 환자들이다. 암치료에 대한 사고의 전환이 필요하다고 본다.

3기, 4기 암의 경우 현대의학적 치료가 쉽지 않다. 생존율도 높지 않다. 그러나 암 환자 전체를, 암 환자의 몸과 마음을 치료한다면 희망은 있다. 암만 치료하는 우를 범하지 않는다면 말이다.

암은 표준치료 후의 몸 관리가 중요하다. 몸을 회복시키는 관건이기도 하지만, 재발, 전이를 막는 수단으로서도 긴요하기 때문이다. 현대의학의 암 표준치료는 수술, 항암, 방사선의 3대 요법이다.

이 3대 치료는 거의 한 세트로 행하여지고 있다. 이 표준치료의 목적은 암을 다 죽이겠다는 치료이다. 수술로 도려내고 항암으로 남아있는 걸 다 죽이고 방사선으로 암세포를 태워 죽인다.

그런데 이 죽이겠다는 힘을 내 힘이 아닌 외부에서 가져온다. 즉, 외부에서 가져온 힘으로 암을 죽이는 치료법인 것이다.

외부의 힘을 빌리면 반드시 그 대가를 치르게 된다. 그 대가란 암세포를 죽이면서 정상 세포도 함께 죽이는 것이다. 골수도 파괴시켜 극도로 면역력을 떨어지게 만든다.

물론, 수술로서 암세포를 도려내고 항암 주사를 맞으면 암이 쑥쑥 줄어든다. 방사선 치료 후에는 암이 다이내믹하게 줄어든다. 그러나 암은 재발, 전이될 수 있다.

그 이유는 위의 3대 치료로도 암을 다 죽이지 못하기 때문이며 치료과정에서 면역력이 바닥이 되어 암세포가 자라는 것을 막지 못하기 때문이다.

대부분의 암 환자는 암의 표준치료가 끝나면 암이 다 완치되는 것으로 착각한다. 의사도 표준치료가 끝난 후 환자에게 권한다.

"아무거나 드세요."

"많이 드세요."

"몸을 잘 보호해 주는 게 좋습니다."

이런 이야기를 한다. 그 말을 들으면 특히 젊은 암 환우들은 보상 심리로 마구잡이로 먹는 경향이 있다. 그런데 그런 행동이 잘못되었다는 것을 뒤늦게 깨닫는다. 암이 재발 전이되고서야 후회하며 다시 공부하게 된다.

그러나 그때는 후회해도 이미 늦다. 이때는 진행암이 되어서 치료가 더욱 어렵게 된다.

표준치료를 끝마치고 MRI. CT상 암이 안 보이는 '관해' 상태가 되었을 때가 꼭 자연치료를 하는 시점이다. 그 이유는 암의 씨앗이 남아있어서 그 암의 원인을 제거하지 않으면 암은 다시 재발할 수밖에 없기 때문이다.

자연치료란 암세포를 죽이는 치료가 아니다. 암을 치료하는 게 아니고 암을 지닌 환자 전체를 치유하는 것이다. 내 몸의 환경을 뼛속까지 바꾸어서 암세포가 살 수 없는 환경을 만드는 것이다. 거듭 강조하지만, 자연치료는 암을 죽이는 치료가 아니다.

암이 스스로 살 수 없어서 물러나게 하는 것이다. 즉, 암세포가 정상 세포로 바뀌게 하는 치료이다. 이것은 철저히 생활습관을 바꿈으로써 가능하다. 암을 쉽게 이해하자면 염증이다. 만성 염증이다. 인체는 항상성(Homeostasis)이 무너지면 염증반응을 일으켜서 항상성을 회복한다.

인체의 항상성은 혈압 140~90 혈당 식전 120, 식후 180, 체온 36.5도 ph7.4, 적혈구 수치, 백혈구 수치 등, 아무리 표준치료(항암 수술 방사선)로 암을 없앤다 해도 암을 생기게 한 근본 원인이 없어지지 않는 한 암은 재발할 수밖에 없는 것이다.

우리는 현재 한국인 5명 중 2명이 암에 걸리는 시대에 살고 있다. 절제된 생활로 생활습관을 바르게 하지 않는 한 암은 늘 가까이 있다고 본다. 암은 증상을 치료한다고 절대로 완치가 되는 게 아니다. 암의 원인을 근본적으로 해결했을 때 만이 암에서 벗어날 수 있다. 그러기 위해서는 우선 다음 내용을 지켜야 한다.

1. 대인관계에서 오는 갈등을 줄이고
2. 운동하는 습관을 지니며
3. 음식 절제와 비건 식단.
4. 수면 습관(10시에서 4시까지 수면)
5 호흡. 복식호흡을 습관화해야 한다.

이런 것들이 암 표준치료 후 사후 관리로써 대단히 중요하다.

혈당조절 약으로는 당뇨병을 고칠 수 없다

6살 남아가 병원을 찾아왔다. 하루에도 인슐린 주사를 6~7회나 사용하고 있었다. 병원에서는 인슐린 주사 말고는 쓸 수 있는 게 없다고 했단다. 수시로 혈당수치를 체크하면서 조금이라도 기준치가 넘으면 인슐린을 투여한 것이다.

내가 치료를 시작한 지 5일 만에 혈당수치는 정상이 되었고 인슐린 주사 또한 필요 없게 되었다. 이것은 기적이 아니고 당뇨를 바라보는 관점의 차이가 다른 결과를 나타낸 것에 불과하다.

당뇨는 대표적인 만성질환이다. 인간인 의사는 만성질

환을 고칠 수 없다. 만성질환은 신진대사에 문제가 생긴 대사성질환이다. 이것은 잘못된 생활습관 때문에 생긴 생활습관병인 것이다. 생활습관을 고칠 수 있는 약이 어디 있겠는가?

얼마 전 조선일보에 한국성인 1천만 명이 당뇨증세라는 내용의 기사가 실렸다. 성인 인구로만 따지면 50%에 가까운 성인들이 당뇨증세를 갖고 있다는 말이 된다.

사람들은 당뇨병을 무섭게 생각하지 않고 대수롭지 않게 여긴다. 주변에서 너무 흔한 병이기도 하고 또 병원 약으로 쉽게 혈당이 조절되기 때문일 것이다. 그러나 사실을 알고 보면 당뇨는 암보다 훨씬 더 무서운 병이다. 현대의학적 치료로 치료되지 않을 뿐만 아니라 혈당은 조절된다고 해도 무서운 합병증으로 진행되기 때문이다.

현대의학은 당뇨를 혈당의 측면으로만 바라본다. 그러나 사실 혈당은 당뇨병이 아니고 당뇨의 증상일 뿐이다. 당뇨병과 당뇨 증상을 분리해서 보는 것은 당뇨병의 본질을 정확히 이해하기 위함이다.

당뇨의 본질은 혈당이 아니다. 인슐린 저항성이고 혈관 막힘이다. 혈액순환 장애로 세포들이 혈액 속의 당을 쓰지 못하는 것이다. 고혈당이 되는 것은 因果(인과)로 볼 때 그 결과인 것이다.

그래서 혈당만을 조절하는 현대의학적 당뇨 치료는 당뇨의 본질을 외면한 대증치료에 불과한 것이다. 당뇨의 원인은 혈당이 아니다. 혈액순환 장애가 원인이다.

직접적인 원인은 동물성 단백질과 지방의 섭취에 있다. 탄수화물의 과다섭취가 아닌 것이다. 인슐린 저항을 일으키는 원인을 지방과 단백질의 과다섭취로 보는 것이다.

당뇨약은 혈당을 못 만들게 하거나 혈당을 소모시키게 하는 약이다. 인체 스스로가 혈당을 높이는 것은 생존을 위한 자구책이다. 그만큼 세포들이 당을 필요로 하고 있다는 뜻일 것이다.

당뇨약을 써서 이것을 없애버린다면 세포들은 더 기아상태에 빠지게 되니 당뇨합병증은 더 빨리 찾아올 수밖에 없다. 또한, 당뇨약은 비만을 증가시켜 혈당을 소비시키지만, 이것은 다시 혈당을 높이는 악순환만 초래할 뿐이다.

95%가 11혈당당뇨인데 11혈당당뇨는 췌장에서 인슐린은 정상 분비가 된다. 이것은 엄밀히 말하자면 당뇨병

은 아니다. 당뇨병이 아니므로 당뇨약으로 치료해서는 안 된다. 인슐린 저항성을 해결하는 치료를 해야 한다. 인슐린 저항성을 해결하기 위해서는 원인 치료를 하면 된다.

잘못된 식생활로 피가 오염되고 혈관이 막힌 것이다. 당뇨는 대증치료가 아닌 그 원인을 치료하면 너무나 쉽게 치료되는 질환이다.

안현필 선생이 주창하신 1. 除毒(제독), 2. 자연식(현미, 채식), 3. 운동이다.

스스로 생각하고 지혜를 가진 사람만이 진리에 도달할 수 있다.

2부

임병식 수필가가 바라본 대체의학

2부 내용은 임병식 수필가가 임중심 원장과 소통하며 듣고 배운 대체의학과 암 관련 내용을 수필로 묶은 것이다. 따라서 2부 글은 임병식 수필가의 개인적 견해이지만, 대체의학과 암을 바라보는 시선과 마음의 자세를 새롭게 하는데 도움이 될 거 같아 실었다. 2부는 또한, 자신의 몸과 건강을 진지하게 되돌아보는 기회가 될 줄 안다. 1부와 중복된 내용이 있긴 해도 그만큼 중요한 거 같아 그대로 두었다.

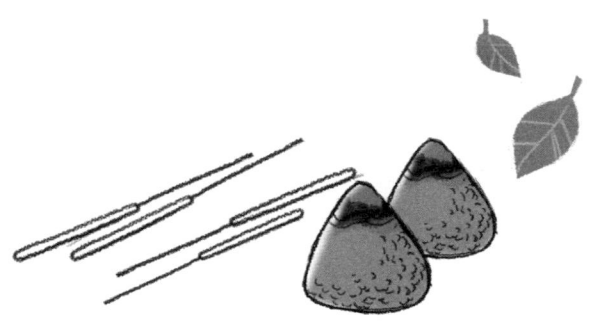

대체의학적 관점의 암의 이해

대체의학 요법으로 환자를 치료하는 아우와 자주 소통하고 지내면서 암에 대한 관점과 해석에 대해 생각해 본다. 아우는 의사로서 현업에 종사하는데 주 고객은 암 환자이다. 다른 질환의 환자도 받지 않는 건 아니나, 주로 암 환자 치유 실적으로 널리 알려져서 명성을 얻고 있다.

아우는 대체의학을 설명하며 양의학과 다른 점을 누누이 강조한다. 즉, 양의학에서는 빙산처럼 보이는 5%에다 지식을 동원하여 치료하는 것이지만 나머지 95%는 지혜의 영역으로써 대체의학이 관심을 두는 부분이며 치유함에 있어서도 접근 방법이 전혀 다르다고 한다.

다시 말해 양방에서는 환자의 몸, 그중에서는 암이 침윤(浸潤)된 국소에 초점을 맞추어 불로 지지고 칼로 떼어내고 독한 약을 써서 제거하는 데 주력하지만, 대체의학은 그렇게 하지 않는다. 환경을 바꿔주고 몸이 스스로 알아서 치유하도록 돕는다고 한다. 사람의 몸에는 기가 흐르며 그것은 마음과 연결되어 있는데, 그것들이 잘 소통하도록 도와주는 역할을 한다는 것이다. 이것을 일러 삼계유심소현(三界唯心所現)이라고 하는데, 환경과 몸, 그리고 마음이 따로 떨어져 있는 것이 아니고 상호작용을 한다는 점에 초점을 맞춘단다.

암은 교감신경과 부교감신경의 부조화에서 생기는데, 현재 양방에서 행하는 암 치료는 눈에 보이는 빙산의 일각에만 매달리고 있을 뿐 95%는 손을 놓고 있단다. 암은 마음에서 오는 병으로 불평, 불만, 투쟁, 이기심, 교만, 무신앙, 증오, 무절제가 문제가 되어 발병한 것이라고 한다. 따라서 감사와 받아들임, 이타심과 겸손, 신앙, 사랑 절제 등이 중요하다는 것이다.

인체는 100조가 넘는 세포로 구성되어 있다고 한다. 그중에 위 점막 세포는 5일, 백혈구는 20일, 적혈구는 120

일, 피부세포는 1개월, 간세포는 6개월마다 아포토시스 현상(자살행위)이 이루어진다. 그러면서 다시 생성되는데 암세포는 그렇지 않다. 한사코 자살을 거부하며 계속 버티며 생존을 한다.

정상인의 세포 1개에는 10만 개의 섬모가 들어있는데 이것은 암에 걸리면 이것들이 모두 없어져 버린다고 한다. 이것의 역할은 소통을 담당하며 암에 걸리면 그것을 못 하게 되는데, 이 현상을 대체의학에서는 소통의 거부 행위로 본다. 이런 현상은 자기가 자기 몸을 공격하는 자가 면역 질환에서 특징적으로 나타나는데, 이는 백혈구가 자기 세포를 공격하는 것으로서 나쁜 마음, 부정적인 생각이 작용한다고 보지 않으면 설명이 안 되는 부분이라는 것이다.

한편, 대장 속에는 세포 수보다 열 배가 많은 1,000조의 미생물이 살고 있다. 이것들이 생명 활동을 돕는데, 사람이 제 능력으로 사는 것 같지만 사실은 그렇지 않다고 한다. 내 몸속에 생긴 것이 아닌, 이것들의 도움으로 살아가는 것이란다. 그런 것을 생각하면 나 아닌 '이타(利他)'를 생각하게 된다. 암이 소통을 거부하고 뭉쳐 있는 것을 넘어 이것을 풀어내기 위해서는 미생물이 사람을 돕듯이 자신뿐만 아니라 남을 생각하고 사랑하는 마음이 있어야 함을 가르쳐 주는 것이다.

아우는 일단 암 환자가 내원하면 다음과 같은 순서에 따르도록 한단다. 먼저 자기 마음속의 분노나 미움 같은 것을 내려놓게 하기 위하여 조용한 곳에서 촛불을 켜놓고 한동안 명상의 시간을 갖도록 한다. 순서는 자기를 낳아 길러준 부모님을 생각하게 하고, 다음은 점차 확대하여 친척, 그리고 이웃을 생각하며 그간 가졌던 원한이나 미움 등 나쁜 생각을 반성하게 된다.

그런 시간을 갖게 되면 나중에는 참회의 눈물을 흘리게 되는데, 그러고 나서 비로소 치유에 들어가게 된다는 것이다. 그렇게 하는 이유는 암은 몸속에 독성이 뭉친 것인데, 그러한 마음의 독성을 빼내지 않으면 온전한 치유가 가능하지 않기 때문이란다. 몸 안의 기가 작용하는 데는 몇 가지가 영향을 미친다. 첫째는 태어난 사주팔자와 관계가 있다. 이 우주는 기로 채워져 있고 그것은 끊임없이 흐르는데, 이런 소통은 침술도 마찬가지여서 그런 기능을 해준다고 한다.

둘째로 집터와 주변 환경, 세 번째는 조상의 묫자리가 영향을 준다는 것이다. 그 밖에도 본인이 살아가면서 가지고 있는 주관적 생각, 즉 이기적인 생각인가, 이타적인 생각인가. 그리고 부정적인가, 긍정적인가도 영향을 미친단다.

묫자리에 대해서는 재미있는 일화가 전해온다. 때는 조선 시대. 어느 사대부가에서 무덤을 이장하면서 지관이 짚고 있던 지팡이로 해골의 눈 부위를 쑤셨다. 그런데 등청 하는데 어느 대감이 안대를 하고 나타났다. 갑자기 눈이 아파 왔다는 것이었다. 그는 바로 그 시신의 후손이었던 것이다.

마음이 영향을 미치는 예로는 실제로 일본에서 있었던 일이라고 한다. 하루는 스님에게 모녀가 찾아왔단다. 그런데 과년한 처녀는 눈은 뜨고 있으나 앞을 보지 못하는 청맹과니였다.

무슨 사연이 있을 것이라고 생각하고 스님이 물으니 남편이 딴 여인을 만나 가출을 해버려 증오의 세월을 보낸 것이었다. 나중에 남편이 찾아왔으나 받아주지 않았단다. 얘기를 들은 스님은 남편에게 미워하는 마음을 거두고 살아가라고 했단다. 그 말을 듣고 용서를 했더니 그 처녀는 눈을 뜨게 되었단다. 소통하는 마음이 그런 기적을 보인 것이다.

미국에서 발표한 암 환자 5년 생존율 통계에 의하면 식도암은 100%, 위암과 췌장암은 98%, 대장암 93%가 5년 내 사망을 한다고 한다. 상대적으로 전립선암이 69%, 유방암 29% 정도가 더 생존 확률을 높이고 있을 뿐이다.

암은 암 덩어리 자체 때문에 사람이 죽는 것이 아니라 침윤과 전이 때문에 사망한다는 것이다. 2013년 미국 의학계에서 발표한 수치도 90% 이상이 전이로 인한 사망이었다. 실로 무서운 병이 아닐 수 없다. 그러함에도 아우는 놀라운 성과를 거두고 있다. 얼마 전에는 혈액암 걸린 여섯 살 아이가 내원했는데, 이미 대학병원에서 방사선 치료와 골수이식까지 마치고도 차도가 없어서 내보내 졌단다. 그런 환자를 받아서 아우는 4개월 만에 거의 정상으로 치유시켰다. 이 사실은 카자흐스탄 아스타나 의과대학 총장은 물론 다수의 교수가 알고 있는 사실이다.

아이는 들어올 때 거의 빈사 상태였다고 한다. 어찌나 스테로이드를 과도하게 썼던지 복부에 침이 들어가지 않을 정도였다고 한다. 그런 환자를 약제는 전혀 쓰지 않고 오직 음식 요법과 침과 뜸으로서 치유를 시켰단다. 대단한 성과가 아닐 수 없다.

  아우는 대체의학을 확신한다. 인체를 소우주로 보는 관점에 따라 바른 생각과 고운 마음을 견지한 가운데 몸에 쌓인 독성을 빼내고 기와 혈이 소통하게 하면 좋아지는 것이 암이라는 것이다. 아우는 실증을 통하여 성과를 보여주고 있다. 그런 걸 보면 암이라고 해서 무작정 방사선 쐬고 몸에 칼질하고 독성이 강한 항암제를 쓰는 것만이 능사가 아님을 알게 된다. 차제에 대체의학을 적극적으로 이해하고 활용해 볼 일이 아닌가 한다.

암은, 마음의 상처 또는 독(毒)에서 온다

　암은 마음의 상처나 독(毒)이 발병의 원인이다.
　마음의 상처에 대해서 James Blumenthal(제임스 블루먼솔. 듀크대학 의학 교수)은 이렇게 말한다.
　"두려움과 좌절감, 불안, 실망감 같은 부정적 감정을 오랫동안 경험하면 심장에 영향이 미치고 생명에 위태로워진다."
　그리고 암 치료 전문의 류영석 박사는 "내 몸의 건강을 잘 관리해서 내 몸의 신체 기능을 회복하는 것이 암을 치료하는 궁극적인 치료 방법이라고 믿습니다."라고 하였다.

마음의 상처

바로 해소되지 않은 부정적인 감정이 즉, 마음의 상처이다. 우리를 아프게 하는 마음의 상처가 우리 몸을 파괴하고 심지어 생명까지 앗아갈 수 있다.

우리는 몸으로 자신을 표현하고 있는 영혼들로서, 몸은 우주의 원소(탄소, 수소, 질소, 산소)로 만들어졌지만, 그 몸에 생명을 불어넣은 것은 영혼이다. 따라서 우리의 영혼이 상처를 받으면 그 고통은 몸으로 전이되고 각 세포로 스며들게 된다.

신체 곳곳에 쌓인 분노와 상처, 죄책감이 해소되지 않고 쌓이면 암으로 나타난다. 따라서 상처를 무시하고 외면하는 것은 장기적으로는 우리 몸에 영향을 미친다.

그러면 묵은 상처를 해결하는 방법은 없는가? 그것은 감사행이다. 혼자 그 대상을 떠올리고 감사하는 것이다. 상처를 준 대상은 그대로 존재하겠지만 상처를 느끼는 방식은 바뀐다. 이것은 다니구찌 마사하루가 '생명의 실상'에서 주장하는 내용이기도 하다.

독(毒)

암은 독(毒)과 결핍에서 온다. 몸의 독은 숙변 관장과 과일즙, 야채즙과 소식(小食), 간헐적인 단식 등으로 빼내고 마음의 독은 이해와 용서, 포용, 사랑, 신앙심, 믿음 그리고 감사행을 행해서 빼내야 한다.

그렇게 하여 몸과 마음에서 독이 빠져나가면 몸은 재생하게 된다. 약물과 독(방사선, 수술, 항암제)으로 몸을 망가뜨리지만 않는다면, 내 몸에 있는 의사들은 내 몸을 재생시켜 더 활기차게 만들 것이다.

암의 교훈은 내 몸에 너무 독이 쌓였다는 것과 내 몸의 재생을 위해 휴식이 필요하다는 것이다. 우리가 암이 주는 교훈을 겸허히 받아들이고 암에 저항하는 치료를 하지 않는다면 반드시 암에서 벗어날 수 있다.

그런데 현실은 어떠한가? 그것은 주변 사람들은 물론, 지금 항암치료를 받는 중인 나의 친구가 잘 보여준다. 친구가 며칠 전에 단체 카톡방에 비교적 장문의 글을 올렸다. 치료받는 소감과 그 과정에서 교차하는 미묘한 심정을 하소연과 부탁을 겸하여 쓴 것이었다.

그 요지다.

"많은 격려와 덕분으로 3차 항암치료에 들어갑니다. 신체 혈액의 각 수치가 예상외로 낮아서 일단 회복(1주일) 진정 후에 들어갈 예정입니다. 회차를 거듭할수록 충격이 가해지며 백혈구, 호중구, 혈소판 수치는 최저로 떨어져 어제부터는 촉진제를 맞고 있습니다.

언제나 누구에게나 찾아올 수 있는 암. 옛날 동료, 후배, 선배, 보험설계사 추천으로 매달 부담액만 자동이체 되고 혜택 없었고 관심도 없었습니다.

그러던 어느 날, 고관절통증으로 CT 검사를 요구하여 그 결과 고관절비구개절골이 나와 00병원에서 1개월 이상 정밀검사 후 암이 판명되었습니다. 건강이라면 자신 있던 나도 그때 무너지고 말았습니다. 지난해 12월 지리산 둘레길과 관악산, 남산 둘레길을 다니며 막걸리도 한 잔씩 했는데 그 친구들과 이별 아닌 이별을 하게 되었습니다. 그 이후로 병원 지시에 따라 치료는 잘 받고 있습니다.

평소 유전적, 후천적 약점 보완을 위해 정기검진과 최소한 보험점검이 필요함을 느낍니다. 저마다의 기준이 다르겠으나 최소한 뇌혈관, 심장질환, 암 진단 치료(치료

비는 결핵은 무료, 암은 5년간 검보 공단 지정 5% 등)는 평상시에 챙겨야 할 것 같습니다.

아픈 몸으로 누워서 천장 보며 자판을 눌러대니 정상이 아닌데, 내 정보 꼭 보시고 건강 체크하시기 바랍니다."

내용이 절절하다. 그래서 그랬던가. 엊저녁에는 문협 정기모임이 있어 나갔다가 두 명의 암 환자를 만났다. 둘 다 위암 수술을 받은 사람인데, 그중 한 사람이 술병을 들고 다니며 앉아 있는 회원들에게 술을 권하고 있었다.

그때 나는 그가 연전에 위암 수술을 받았다는 것을 상기하고, 그를 불렀다.

"암 환자가 술을 먹으면 어떡해요?"

그러나 그가 손을 내저었다.

"아닙니다. 이것은 음료수입니다."

그래서 안도는 했지만, 그래도 못 미더워서 재차 강조했다.

"암 치료는 사후 관리가 더 중요하다고 하니 조심하세요. 과로, 스트레스, 육고기, 화학조미료 등"

앞에서 언급했듯이 암은 상처 또는 독이 문제라고 한다. 이것은 환경오염으로 인하여 외부에서 들어오는 것도 있지만 마음이 상처를 받아 독이 되는 것도 있다고 한다. 그러니 자기를 잘 컨트롤 하고 음식을 늘 조심해야 하지 않을까 한다.

현재의 의료시스템은 병원에서 암을 진단받으면 풀코스로 정해진 절차에 의해서 진행되게 되어 있다. 그런 절차에서 환자나 가족이 벗어나기는 어려운 구조이다. 그러나 환자라면, 가족이라면 한 번쯤 생각해 봐야 하지 않을까 한다. 종양이라고 하여 전부 암은 아니며 유사암도 있기 때문이다.

중양 중에는 악성과 음성, 유사 암이 있다. 엄밀히 말하면 음성과 유사암은 암이 아니다. 다만 이것을 구별하기는 쉽지 않다. 아니, 아예 구분이 안 된다고 할 수 있다. 암세포처럼 자기 세포가 분열하여 만들어지기 때문에 악성과 판별이 불가능한 것이다.

그런 것을 생각하면 암이 아닌 것을 수술하는 예는 얼마나 많을 것인가?

우리는 통상 암은 판정 후 5년이 생존 기간으로 알려져 있는데, 주변에서 보면 수술을 하고 5년, 10년 이상을 살고 있는 사람들을 더러 본다. 전문의들도 수술 후 5년 생존을 7%로 보는데 의문이 간다.

그렇다면 오래도록 생존하는 사람들은 수술하지 않고도 살 수 있었던 음성이나 유사암이 아니었을까. 그렇다면 상당수는 하지 않아도 될 수술을 하여 방사선 쐬고 독한 항암 약 먹고 고생 한 사람들이 아닌가.

암이 상처, 또는 독으로 인한 병이라는 것을 상기하면서 암을 이해하고, 스스로 자각하기까지는 얼마나 지난한 일이며, 깨달음의 길이 얼마나 먼가를 느끼게 된다. 새가 그물을 벗어나기 위해서는 확고한 인식이 있어야 하는데, 현실의 벽은 시스템 자체가 너무나 촘촘하게 짜여 있는 것이다.

그래서 공허하지만, 메아리 없는 하늘에다 대고 '각자도생(各自圖生)'을 외칠 수밖에 없음이다.

암 치료

 사람이 수술대에 들어가면 본인이 끝까지 읽지 않는 유일한 책을 깨닫게 되는데, 그 책은 바로 건강한 삶에 대한 책이라고 한다. 사람이 어떤 도그마에 빠지면 그것을 맹신하게 된다. 그것은 착한 일인가 착하지 않는 일인가를 떠나서 문제를 야기하기 쉽다.
 2014년 4월 16일, 세월호가 침몰했다. 그때가 낮이어서 전 국민이 TV를 통해서 지켜보았다. 배 안에는 300명의 학생이 죽음의 수렁으로 빠져들고 있었다. 그렇지만 학생들은 빠져나올 기미가 없었다. 목이 터지라 외쳐도 들리지도 않았지만, 선장이 "그대로 가만히 있으라"라고 하니 따를 수밖에 없었다.

  배 안에는 물이 차오르고 있었다. 위기를 느낀 일부 학생들은 탈출을 감행했다. 그러나 대다수 학생은 선장의 지시에 따라 그대로 있었다. 학생들은 결국 죽음을 맞이했다.

  작금의 암 환자들은 항암제와 의사에게 맹신하는 수준이다. "항암제를 받으면 오히려 암이 악화되어 생명을 단축할 수 있으니 제발 받지 말라"해도 전혀 말을 들으려고 하지 않는다. 의사가 권하는 표준치료 매뉴얼에 빠져나오지를 못한다. 도그마에 갇힌 꼴이다.

  항암치료를 받으면 머리가 빠지고 구토가 나고 음식도 먹지 못해 면역이 바닥이 나는데도 의사가 항암제의 고통을 참고 견디라는 말만 믿고 따르다가 암이 재발하여 결국 죽는다. 항암제는 죽음의 약이라고 누군가가 알려주면, 환자나 가족은 "네가 책임을 질 거냐?"라며 따지듯 공격한다.

  현 살상이 이러하다. 대체의학은 몸 안의 의사가 자연치유하는 것이 핵심이다. 단 한시도 이것을 잊으면 안 된다. 그동안 자신을 괴롭혀 왔고 지난 삶을 눈물로 회개한 뒤, 자신을 사랑하고 힘내자고 격려하는 것이 중요하다. 이것이 치유의 기본이다.

눈에 보이는 암 덩어리가 암이 아니다. 그것은 암의 증상일 뿐이다. 병을 만드는 삶이 암의 뿌리인 것이다. 사실 눈에 보이는 암 덩어리는 혈액을 깨끗하게 정화하는 장치일 뿐이다. 즉, 한 곳에 독소를 딱딱하게 뭉쳐놓은 질병이다.

일본의 대표적인 대체의학자인 모리시다 게이찌 박사는 "암은 혈액을 깨끗하게 하는 정화장치"라고 말했다. 삶을 자연 치유적 삶으로 바꾸었을 때 피는 정화되고 인체의 모든 조직은 살아나며, 내 안의 의사는 내 몸을 스스로 치유하기 시작한다.

2,500년 전에 살았던 의학의 아버지 히포크라테스는 "원래 인간은 병을 치료하는 힘을 가지고 있다. 의사는 그 힘을 충분히 발휘할 수 있도록 도와주기만 하면 된다."라고 했다. Doctor는 라틴어의 어원이 '가르치는 사람'인 것이다.

암은 치료(항암, 수술, 방사선)로써는 완치하기 어려울 수 있다. 오직 치유로서만 완치할 수 있다는 것이다. 내 몸의 의사와 자연치유가 치유의 핵심이다. 치유를 원한다면 삶을 바꾸어야 한다. 자연 치유적인 삶을 살아야 암을 완치할 수 있다.

첫째, 기가 살아야 치유할 수 있다. 소망, 희망, 믿음, 확신 등 긍정적인 믿음을 가져야 한다. 웃으면 베타엔돌핀이 나와 NK세포의 활성도가 6배 증가한다는 연구도 있다. 암에 관해 스스로 공부하고 연구해서 암이 사람을 죽이는 병이 아니라는 확신에 이르러야 한다.

둘째, 지혜가 필요하다. 스스로 올바른 길을 찾아야 한다. 암이란 질병의 원인과 발생 기제를 이해해야 한다.

셋째, 실천해야 한다. 생활습관을 바꾸어야 한다. 스스로 그 길을 걸어가지 않으면 절대로 갈 수가 없다. 내가 중심이다. 스스로 자신이 명의가 되어야 한다. 약이나 남에게 의지하는 마음으로는 결코 완치에 이를 수 없다. 암을 고치는 약은 없다. 스스로 내 안의 의사만이 고칠 수 있을 뿐이다.

약(藥) 권하는 사회

 사람들이 맹신에 빠져 있는 것이 있다. 그것은 의사가 권하는 것은 모두 옳다고 믿는 것이다. 혈압수치가 높으면 혈압약을 먹도록 하고 당뇨 수치가 높으면 무조건 당뇨약을 처방해주는데 이에 대해서 이의제기하는 사람은 없다. 그러기는 암 환자도 마찬가지여서 병원 검사에서 암 판정이 나오면 항암, 수술, 방사선 치료로 들어가는 것은 필수코스로 되어 있다.
 얼마 전에 한국의 석학인 이어령 선생이 돌아가셨는데, 선생은 암 판정을 받고도 일체의 방사선이나 수술을 선택하지 않고 집에서 조용히 식이요법만 했다고 한다. 치료하며 고통을 받으니 그 시간을 아껴 집필에 몰두하기 위해서였다.

그것이 잘한 일인지 잘못한 일인지 섣불리 말하기는 어렵다. 지금과 같은 장수 시대에 89세를 일기로 생을 마친 것은 안타까우나, 사회통념으로 보면 천수를 누리신 것이니 한 생을 돌아보아 후회는 없지 않으실까 한다.

병원에서 쓰는 항암제는 독한 것으로 유명하다. 이것을 복용하면 식욕이 떨어지고 머리가 다 빠진다. 그 고통이 극심한 것으로 잘 알려져 있다. 거기다가 수술은 말할 것도 없고 방사선 조사는 몸속의 정상 세포를 다 죽여 놓고 만다. 그야말로 빈대 잡으려다 초가삼간 태우는 격이다.

그런데 대체의학에서는 그렇게 하지 않는다고 한다. 암은 어떤 세균이나 바이러스가 몸에 침입한 것이 아니고 몸의 부조화로 내부에서 생겨난 병이기 때문에 그 부조화를 정상화하는데 방점을 둔다고 한다. 이는 마치 집 나간 자식이 행패를 부리는 것으로 보아 달래는 쪽으로 접근한단다. 불로 지지거나(방사선), 칼로 베거나(수술), 독한 약(항암제)를 쓰지 않고 스스로 화를 풀도록 한단다.

양방에서의 항암치료는 트리드먼트(treatment)나 쿠어

(cure) 즉, 증상치료 개념이라고 한다. 그렇지만 대체의학에서의 접근은 치유 즉, 힐링(Healing)으로 원인치유 개념이라고 한다. 대처 방안이 근본적으로 서로 다르다고 한다.

양방에서의 치료과정은 엄청난 고통과 함께 돈은 돈대로 들어가는 것은 물론이다. 거치는 과정은 거의 코스가 정해져서 암 판정이 나면 방사선 치료에 들어가고 종양이 있는 부위를 들어내게 된다.

의사는 전부가 다 그렇지는 않겠지만 매우 권위적이다. 환자가 문진 중에 "선생님, 이런 방법도 있다는데요." 혹은 "다른 약을 써 보면 안 될까요?" 하면 이의를 다는 것으로 생각하여 "그건 좋은 방법이 아닙니다."라는 차가운 말이 돌아오기 일쑤이다.

'거기에는 내 말을 들어야지 무얼 안다고'하는 권위 의식이 배어있다. 하기는 그러기도 할 게 어려운 과정을 거쳐 10년이 넘은 투자를 했으니 그러하지 않겠는가. 거기다 의료계의 이너서클은 강고하다. 그것은 현실적으로 의대와 의대생들이 부족하여 확충 필요성이 있는데도 의사협회가 강력하게 반대하는 것으로도 알 수 있다.

그 실증은 이미 80년대에 드러났다. 5공 정권이 들어서고 천명기 보건부 장관이 재임하던 때인데 아프리카 국가에서 한국에 침구사 5,000명을 송출해 줄 것을 요구한 적이 있었다.

당시에 보도가 된 내용이다. 이것은 외화 획득뿐 아니라 국위를 선양할 수 있는 절호의 기회이기도 했다. 침구사 단체에서 흥분에 휩싸인 것은 두말할 것도 없다.

그런데 이때 한의사협회에서 제동을 걸고 나왔다. 한국에서 아직 침구사 자격증을 내주고 있지 않은데, 한의사협회에서 이것은 자기들 영역으로서 정부가 마음대로 할 수 없다고 가로막고 나선 것이었다.

서슬 퍼런 군사정부에서도 결국 좌절이 되고 말았다. 의료계의 갑질 문제는 이것뿐만이 아니다. 편의점에서 상비약을 팔자고 했을 때도 들고 일어난 적이 있고 의료수가 공개 문제가 제기된 때도 완강하게 막아섰다.

제약회사의 갑질은 이에 비할 바가 아니다. 1999. 2. 4. 이전에는 혈압수치가 160-90이 정상혈압이었다. 그런데 지금은 130-80을 정상혈압으로 보고 있다. 지금은 혈압이 130이 넘으면 무조건 고혈압 군으로 분류하여 약 복용을 권한다. 이는 의료 카르텔이 그만큼 강고하다는 것을 보여준다.

들려오는 말로는 약국에서 소화제와 소염진통제와 함께 혈압약과 당뇨약을 팔지 않으면 약국 운영이 어려울 지경이라는 말도 있다. 얼마나 사람들이 약을 많이 복용하며 비용을 지출하는지는 데이터가 없어서 모르지만 아마도 천문학적인 액수가 되지 않을까.

문제는 그런 혈압약과 당뇨약을 처방해주고 약을 팔면서도 병을 정복하지 못 하는 것이다. 이는 드러난 현상만 보고 대증요법으로 무한정 약만 먹도록 하고 있는데 기인한다.

혈압약의 경우에는 심장으로 가는 혈관을 약화시켜 심박수를 늦추게 하려고 들어있는 이뇨제는 강제로 몸속의 수분을 배출시키는데 끝내는 심장병을 불러온다고 한다.

또한, 소염진통제 복용은, 교감신경은 흥분시키고 부교감신경은 저하를 가져와 림프구를 감소시키고 면역력을 저하시킨단다. 변비와 배뇨 장애, 구갈증을 일으키며, 교감신경을 긴장시켜 맥박상승, 혈액 장애, 조직파괴로 염증을 일으킨단다. 이런 약들은 필연적으로 부작용을 불러온단다.

Nk세포가 암세포를 공격한다는 것이 밝혀진 것은 1970년대 중반이라고 한다. 그리고 간이 재생된다는 것도 알려진 것이 그리 오래되지 않았다고 한다. 후생유전학이 알려진 것도 최근이며 장 누수가 일어난다는 것을 알게 된 것이 최근이라고 한다.

물론 최근에 조명받기 시작한 대체의학도 알려진 것이 얼마 되지 않았다. 대체의학을 하는 분들의 말을 들으면 혈압과 당뇨약을 먹지 않아도 대체의학적 요법으로 수치 개선이 가능하다고 한다.

그런데 모두 귀를 막고 있다. 그것으로 이득을 취하는 사람들이 눈 감고 벽을 쌓아 놓아서다. 개혁 중에 어려운 것이 노동 개혁, 다음으로 언론개혁과 사법부개혁, 맨 마지막이 의료개혁이라고 하는데, 의료개혁은 10년은 어림도 없고 적어도 2~30년은 흘러야 가능하지 않을까. 그러니 경직되고 관행적으로 이루어진 제도 속에서 병들어 죽어간 사람만 서럽고 안타까울 뿐이다.

어디서 읽은 것인데, 미국 허버드 출신 김병재 박사가 한 말이 기억난다. 그의 말에 따르면 우리 몸을 아직도

20%밖에 알지 못한다고 했다. 그런데 의사들이 하는 말에 따르면 암을 70% 정도 고친다고 말한다. 사실로 그럴까. 나는 여기서 일본의 곤도마코토 의사가 주장한 말을 상기시키고 싶다.

그는 50년 동안 암 환자 4만 명을 상담했는데, 특별히 한 일이 없다고 한다. 오직 경과만을 지켜보았다는 것이다. 대체의학에서 한발 더 나아가 음식 요법과 마음치유까지 병행하니 향상된 방법이 아닌가 생각한다. 많은 환자가 치료과정에서 죽어 가는데 결과적으로 아무런 잘못이 없는 환자만 덤터기를 써 피해를 보는 것이 안타깝다.

무작정 약만을 권하는 사회에서 날로 의료계가 강고한 카르텔을 구축해 가고 있어 걱정이다.

암을 바라보는 관점

 질병을 치료함에 있어 대체의학계의 견해를 들어보면 암을 대하는 인식이 양의학과는 사뭇 다른 것을 느끼게 된다. 일반 병원에서는 어느 국소에 나타난 암을 제거하는데 전력하지만, 대체의학에서는 그렇게 하고 있지 않기 때문이다.
 이는 마치 사람을 보는 관점을 선하게 보느냐 악한 존재로 보느냐 하는 것처럼 크게 갈리는 부분이 아닌가 한다. 기원전 맹자(孟子)는 인간을 선한 존재로 보았다. 그러나 순자(荀子)는 악한 존재로 보아 예와 권위로 계도해야 한다고 보았다. 같은 인간을 봄에 있어서도 그렇게 시각을 달리했다.

그런데 의학계도 그렇지 않은가 한다. 양의학은 암이 발생하면 대증요법으로 그것을 도려내는데 몰두하는 반면, 대체의학에서는 그렇게 접근하지 않는다고 한다. 즉, 암이 발생하면 그것은 사람을 죽이려는 것이 아니라 오히려 살리려고 나타난 것으로 보아 그 원인을 제거하는데, 힘쓴단다.

예를 들면, 암은 한 가정에 불량청소년이 나온 것으로 보아, 계도하고 환경적인 요인을 바꿔주려고 힘쓴다는 것이다. 세균이나 바이러스처럼 외부에서 들어온 것이면 당연히 칼을 대고 독한 약을 써서 물리쳐야겠지만, 자기 몸 안에서 스스로 발생한 것인 만큼, 그리고 생겨난 것도 몸을 헤치려고 나타난 것이 아니라고 보아 일종의 성선설의 입장에서 그 원인 제거에 주력한다고 한다.

이렇듯 인식의 차이가 판이한 만큼, 대처하는 법도 다를 수밖에 없다. 암이 발생하는 것은 교감신경이 흥분되고 피가 탁해져서 염증이 유발한 것이라고 한다. 그것은 스트레스나 독성물질이 발병의 원인이 되기도 하지만, 상당 부분은 마음에서 생긴다고 한다. 그래서 마음의 치유가 중요하다고 한다.

우리 몸은 스트레스를 받으면 교감신경이 흥분되는데 이를 부교감신경이 제어해 주지 못하면 문제를 일으키고, 마음 자체가 이럴까, 저럴까 갈등하게 되면 몸에서 염증이 발생한다는 것이다.

부교감신경이 하는 일은 주로 마음을 안정시키고, 마음을 편안하게 하며 감사하는 마음과 평온함을 가지고 자기와 남을 용서하는 것이라고 한다. 이런 마음을 가지게 되면 자연히 몸과 마음이 균형과 조화를 이루게 된다고 한다.

현대의학에서 암은 MRI나 CT상 1cm 이하는 사실상 발견이 어렵다고 한다. 세계에서 가장 큰 암병원 미국 MD Andenson병원에서 근무하는 김의신 박사(종신교수)가 암에 대해서 언급한 바에 의하면 "현대의학으로 암이 완치된다는 것은 거짓말이며 완치라는 말을 쓰지 말고 좀 더 솔직해지자. 암은 연구하면 연구할수록 치료가 안 된다는 결론을 얻게 된다. 암은 팔자소관이다."라고 했다.

그러면서 덧붙이기를 "암은 완치가 불가능합니다. 긍정적이고 겸손한 자세로 잘 먹고 잘 자고 잘 움직이면 암의 활동을 다소 지연시킬 수 있습니다."라고 말했다.

한국의 슈바이처라고 불리는 장기려 박사도 다음과 같이 말했다. 병을 낫게 하는 요소 중 80%는 환자 자신의 자연 치유력이며 나머지 10%는 의사, 다른 10%는 약이라고 말했다.

사람의 몸은 세균이나 독성, 물리적 장애 같은 악조건에 놓일 때, 생체 스스로가 자기 자신을 정상화시키기 위해 분투하는 증상의 형태로 발현된단다. 이는 그 자체가 문제가 아니며 사실은 인체의 치유 과정이란다.

설사가 그런 경우로, 부패한 음식이 위장관에 들어오면 부패나 그 독성으로 우리 몸이 피해를 보기 때문에 그런 부패 물질을 몸 밖으로 빼내는 행위라고 한다. 열도 마찬가지란다. 백혈구가 몸에 침입한 세균을 공격할 때 세균이 힘을 못 쓰도록 하는 일종의 불(火) 작전이란다. 따라서 해열제로 열을 꺼버리면 죽기 직전의 세균을 살려주는 꼴이란다.

고혈압은 어떤가. 이는 병이 아니고 생체의 자기 치료법이라고 한다. 머리끝에서 발끝까지 피를 보내기 위한 안간힘이란다. 통증 또한 세포 단위 산소가 공급이 안 될 때 산소를 보내 달라는 신호란다. 이를 이해할 필요가 있다.

증상이란 빙산의 실체처럼 감춰진 95%의 원인이 5%의 현상으로 나타난 것으로, 이것은 원인을 고쳐달라는 신호일 뿐이란다. 이것은 마치 차의 운전대 옆의 계기판에 불과하단다. 기름이 떨어졌다거나 어디에 고장이 났다고 알려준 것에 불과한 것이란다.

암의 원인은 피가 탁해서 산소와 영양분 공급이 안 되고 인체의 4대 순환이 원활히 안 되는 것이란다. 기순환, 혈액순환, 림프순환, 신경소통이 제대로 흐르지 않은 것이란다.

이런 것들을 볼 때 대체의학의 시각에 유념할 필요가 있지 않은가 한다. 암은 자기를 죽이기 위해서 나타난 것이 아니고 살리기 위해서 나타난다는 관점에 유의할 필요가 있지 않은가 한다. 그런 생각을 가진다면 암을 보는 시각이 달라질 것이다.

암을 자기 몸을 죽이려 하는 악으로 보지 않고 오히려 자기 몸을 살리려고 하는 선(善)으로도 볼 수도 있다는 말이다. 양방에서는 암세포를 죽이기 위해서 수술과 방사선 요법, 독한 항암 약을 쓰는데 자기를 살리기 위해 나타난 것으로 생각을 바꾼다면 대처하는 방법도 달라지지 않을까.

그 대처란 다른 것이 아니다. 눈에 드러나는 증상을 없애려고 하기보다는 암이 발생한 원인을 찾아 대처하는 것이다. 그것은 의외로 간단할 수 있다. 선한 마음을 가져서 스트레스를 받아 교감신경이 흥분된 것을 가라앉히고 몸에 염증이 일어나지 않도록 관리하는 것이다. 거기다 몸에 독이 들어오지 않게 하고 또 들어온 독을 숙변 등으로 제거하고 욕심을 내려놓고 감사하는 마음으로 사는 자세가 필요하지 않는가 한다. 더하여 식이요법과 면역요법, 온혈요법도 생각해 볼 수 있을 것이다.

모든 병의 끝에는 무슨 병이든지 암이 온다는 말이 있다. 그러고 보면 누구나 크고 작은 차이를 가지고 있을 뿐 암의 인자는 몸속에 가지고 있다고 볼 수 있다. 그러니 너무 공포에 시달릴 필요는 없다고 본다. 그러나 작금의 세상은 암이 넘쳐난 만큼 잘못 알려진 정보도 많아, 자신이 헤아려 각자도생(各自圖生)하는 수밖에 없다. 자칫 현혹되기 쉽고 중심 잡고 살기가 어려운 일이지만 자기 몸을 지키는 것은 오직 자기 스스로 선택과 판단에 달렸다는 생각을 하게 된다. 불행하고 피곤한 일이지만 어쩔 수 없는 일이 아닌가 한다.

  암 환자가 넘쳐나니 주변에서만도 많은 사람이 암으로 죽어간다. 그 사람들은 알고 보면 선한 사람들이다. 누군가의 조언과 인도에 따라 열심히 치료를 받다가 죽어간 사람들이다. 왜 그렇게밖에는 할 수 없었나, 그 방법이 최선이었을까. 주검들을 보면서 그런 생각을 해보게 된다. 안타까워하는 말이다.

암의 키워드, 소통과 환경

최근에 친구가 골수암 판정을 받고 입원 준비를 서두른다는 말을 듣고 마음이 착잡하다. 평소 건강에 자신이 있어 하며 등산도 열심히 다닌다는 말을 들었는데 갑자기 암(癌) 판정을 받다니 당황스럽다.

그것도 치료가 어렵다고 알려진 혈액암이라고 하지 않는가. 사람 몸의 뼛속에는 적혈구와 백혈구, 혈소판이 만들어지는데 골수암은 핵이 있는 백혈구에서 이상 현상이 일어나 생긴다고 한다. 그것을 고치기 어려운 것을 골수의 혈관을 타고 이동하기 때문이라고 한다.

하면, 암은 무엇이며 근본 원인은 어디에 있을까. 양의에서는 벤젠과 오염, 방사선 노출 등을 꼽기도 하는데 우선 암을 고치려면 그 원인부터 알아야 하지 않을까. 소위 손자병법에서 말하는 '지피지기(知彼知己)' 해야 고치는 방법 또한 찾아낼 수 있을 것이기 때문이다.

우선 암은 세균이나 바이러스처럼 외부에서 침입한 것이 아니고 자기 몸 안에서 스스로 자생한 것이기 때문에 대체의학에서는 어떤 이유로 불만과 트러블이 생긴 종양이 소통을 거절하고 '내가 지금 이렇게 힘들다.'고 시위하는 것이라 본다고 한다. 몸 안 환경이 바뀌어 신호체계를 담당하는 세포 내의 섬모가 사멸해 버려서 기능을 작동하지 않는 현상이라고 본다는 것이다.

그렇지만, 양방에서는 그렇게 보지 않는다고 한다. 몸속에 나타난 현상을 생명을 앗아가는 악성종양으로 보아 제거하는데, 목적을 둔다고 한다. 하지만 대체의학에서는 그렇게 접근하지 않는단다.

가족 내 어느 자식이 불만을 품고 비뚤어져 시위하는 것으로 보아 달래는 쪽으로 방법을 강구한단다. 그것이 생긴 건 자기 몸을 죽이려고 나타난 것이 아니라, 오히려 살리기 위해서 '내가 이런 상태이니 그리 알라'고 알리는 현상으로 본단다.

다시 말해서 가족 중 비뚤어진 자식이지만 근본은 선한 마음을 갖고 있다는 것이다. 그래서 온몸에 퍼지지 않고 한곳에 뭉쳐 있다는 것이다. 장기간 소통과 신호를 꺼버리고 웅크리고 있다는 것이다. 뿔이 잔뜩 나서 토라져 있어 환경을 바꾸어서 달래고 소통하여 풀어내는 게 관건이라고 한다.

이는 좀 더 깊게 들어가면 인생은 업(業. karma) 때문에 다시 태어나고, 전세(前世)에 지은 소행 때문에 현세에서 응보(應報)를 받게 되는데, 여기서 풀어내야 할 것은 사랑이라고 한다. 그것은 자기 자신의 사랑뿐만 아니라 남을 사랑하는 것인데 암에 걸리면 소통하는 섬모가 다 없어져 버려서 전달하는 신호가 끊겨 다 없어져 버린다고 한다.

이는 자율신경의 부조화와 교란, 그로 인한 소통의 부재 때문인데, 이로 인한 암을 고치자면 무엇보다도 소통이 필요하며 환경 개선이 중요하다고 한다. 어떤 환경에서 어떤 마음을 지니고 살아가느냐에 따라 치유 여부가 결정된다고 한다.

그렇기 때문에 암 치유는 환경 개선과 함께 장기(腸器) 간의 상호 소통뿐 아니라 자신과 남을 사랑하고, 고립된 마음까지 함께 풀어내야만 한다고 한다. 대체의학에서는 이런 소통과 환경의 영역을 85%로 보며 단지 오장(五腸)의 기능을 15%로 본다고 한다.

전에 카네기재단에서 성공한 요소를 조사하여 발표한 적이 있었다. 그 결과는 개인의 IQ라든가 재능은 15%에 불과하고 나머지 85%가 소속된 집단에서의 소통 능력 즉, 대인관계가 성공을 좌우한 것으로 나왔다. 이는 대체의학에서 말하는 소통 85%, 기타를 15%로 보는 것을 환치하면 놀랍도록 일치함을 볼 수 있다.

우리 인체는 4가지 소통에 의해 신진대사가 이루어진단다. 첫째는 기의 소통이다. 인체는 14경락 361혈의 기 순환이 있다. 둘째는 피의 소통이다. 인체에 있는 100조 개의 세포들은 피를 통해 산소와 영양소의 공급을 받아 살아간다. 셋째는 림프의 소통이다. 혈액을 정화하고 백혈구 중 B 림프구, T 림프구 NK세포가 있으면서 면역기능을 수행한다. 그 길이만도 16만km에 이른다고 한다.

넷째는 신경의 소통이다. 인체는 말단까지 신경세포

가 촘촘히 분포되어 감각과 운동을 조절하고 있으며 특히 자율신경은 건강과 직결된다고 한다. 한편, 사람의 인체는 기가 제대로 소통되면 몸에서 오로라처럼 아우라(aura)가 발산한다고 한다. 그러나 암에 걸리면 그런 아우라는 나타나지 않는다고 한다.

인체와 지구는 닮아 있단다. 지구에 물이 70%를 차지하고 있는데, 인체도 마찬가지로 물이 70% 차지하며 지구에 오대양 육대주가 있듯이 인체 또한 오장육부로 같다고 한다. 이것은 오행에 따르고 있는데, 이들은 상호작용을 한단다. 즉, 목은 눈으로 간과 연결되어 있고, 화는 심장으로 혀에 반응이 나타나고, 토는 비장으로 입술에 나타나고, 금은 폐로 코에 나타나며 수는 콩팥으로 귀에 반응한다고 한다.

그러면서 서로 간에 끊임없이 소통하며 영향을 주고받는단다. 간은 심장을 돕고 심장은 비장을 도우며 폐는 콩팥을 돕고 콩팥은 간을 돕는단다.

한편, 사람은 우주와도 소통하면서 관계를 맺는다고 한다. 그런데 독재국가처럼 소통을 차단해 버리면 병에 걸릴 수밖에 없다는 것이다. 마치 작금에 보여주는 러시아의 모습이 그러하지 않은가 한다. 우크라이나를 침략하기 위해 출동을 시키면서 자국 병사들한테는 훈련을 나간다고 말했다는데 이는 전형적인 소통 부재 현상이 아닐 수 없다. 포로로 붙잡힌 병사들이 유튜브를 통해서 말했다는 것이다. 자기들은 훈련을 떠난 줄 알았다고 말한 것이다.

대체의학에서는 몸의 모든 질환을 소통과 환경의 관점에서 이해한다. 그것이 원활치 못하고 환경이 좋지 못하면 몸의 상처뿐만 아니라 마음의 상처가 암으로 변한단다. 일본의 야마나까신야 교수가 쥐를 가지고 실험을 했다. 암에 걸린 쥐에게 환경을 바꿔놓으니 몸에 퍼진 암세포가 정상 세포로 바뀌었다. 이것은 종전에 양의학계에서 견지한 암세포는 절대 바뀌지 않는다는 통념을 깨뜨린 것이었다. 이 연구로 그는 2012년 노벨의학상을 수상했다.

이것을 보면 암은 절대로 고칠 수 없는 병이 아니며 섭생과 햇빛 쐬기와 현미식 등과 함께 선한 마음을 가지고 좋은 일 하면서 마음을 비우고 살면, 고치지 못할 병도 아닌 것이다.

아우는 말한다. 지금은 정보화 시대인 만큼 환자도 자기 병에 대해서 충분히 알아야 한다는 것이다. 그리고 똑똑해질 필요가 있다고 한다. 자기 생명을 내맡기는 만큼 자기 생명도 자기가 책임진다는 자세가 필요하다는 것이다. 그래서 아우는 환자가 오면 암에 대해서 인터넷에 들어가 충분히 공부하도록 요구한단다.

의사는 병을 고치는 사람이다. 병을 고치는 이외 화려한 장식은 무의미한 것이다. 과일나무는 좋은 과일이 열리는 것으로 자기의 가치를 증명하듯, 가지만 무성한 그럴듯한 것들은 그저 보기에만 좋을 뿐이다, 그런데 사람들은 그것에 많이 현혹된다. 따라서 암같은 중한 병을 앓은 환자는 반드시 자기를 치료할 수 있는 의사를 알아보는 눈을 갖는 것이 중요하지 않는가 한다.

암(癌)

살면서 가장 두렵고 공포로 다가오는 것이 암(癌)이다. 예전엔 이것은 아주 생소한 것이었다. 1세대 암치료제가 나온 것이 1945년이니까 적어도 그 이전에는 악성 종양 쯤으로 여겨졌던 것인데, 70여 년이 지난 지금은 공포의 대상인 암을 모르는 사람이 없고 생명을 위협하는 1순위로 자리 잡고 있다. 그러다 보니 이것은 몹쓸 것을 이르는 관형사가 되어 버렸다. 암적 존재라든가, 종말과 같은 비극적인 상황을 이르는 대체어로 사용된다.

일전에 서울 사는 친구로부터 전화 한 통을 받았다. 수십 년째 동창 모임의 총무를 맡고 있는데, 이제는 일을 맡기가 어렵다는 것이다. 회장인 내가 알고 있으라고 알리는 것인데, 당황하여 그 이유부터 물었다.

"왜 갑자기 그런 말을 하는가?"

"몸이 좀 안 좋아서 검사를 받았더니 암이라고 하네."

그 말에 나는 맥이 탁 풀려버렸다. 몇 달 전, 등산하러 갔다가 넘어져 고관절을 다쳤는데 괜찮거니 하고 파스만 붙이고 지냈단다. 차도가 없어서 병원을 갔더니 림프종 암이 폐까지 전이가 되었다고 하더란다.

나는 총무인계 건에 대해서는 귓등으로 흘리고 심란해 할 친구에게 안심을 시키는 말부터 해주었다. 그리고 나서 생각하니 떠오른 것이 있었다. 스티브 잡스가 한 말로 그는 세상을 떠나면서 이런 말을 했던 것이다.

"나는 다른 일을 열심히 하면서도 건강을 지키는 공부는 하지 못했다."

그 연장선에서 생각나는 것이지만 학교에서는 두 가지를 가르치지 않는다고 한다. 그것은 돈을 지키는 것과 건강을 지키는 법. 우선 건강 하려면 음식을 골고루 먹으라는 말은 하면서도 구체적으로 어떻게 하라고는 가르치지는 않는다는 것이다.

친구가 암에 걸렸다고 하니 나의 의학지식이 돌아봐 졌다. 그래봤자 의사도 아닌 터에 들은 풍월에 지나지 않지만 그래도 나름 깨달은 것이 있다. 그것은 어디까지나 허무맹랑한 것이 아니고 아우가 대체의학자로서 타국에서 의사면허를 내어 병원을 운영 중이기 때문에 수시로 대화를 통해서 얻어들은 지식이다.

아우는 마치 환자에게 들려주듯이 쉬운 말로 대체의학에 대해서 이야기를 들려준다. 중점적으로 암에 대해서 많은 이야기를 해준다. 대체의학은 어떤 특정 부위를 보지 않고 사람 몸 전체를 본단다. 병든 나무가 이파리가 시들고 잎이 떨어지면 그 잎에다 물을 주면 안 되고 뿌리에다 물을 주어야 하듯이 그렇게 하는 것이 진료 방향이고 치유의 방향이란다.

우리 몸속에는 100조 개가 넘는 세포가 있고 각 세포 1개마다 10만 개의 섬모가 있다고 한다. 이것들은 나이가 들면 3분의 1로 줄어들고 암에 걸리면 거의 없어져 버린단다. 이것들이 소통을 담당하는데, 없어져서 기능을 발휘하지 못한다고 한다. 암은 진행 과정에 따라 1기에서부터 4기로 나누는데 1기는 크기가 1~2cm, 2기는 2cm 이상, 3기는 전이가 된 상태, 4기는 온몸에 퍼진 상태를 말한다. 그런데 사실 암은 0.2cm부터 신생혈관이 생겨서 뿌리를 내린다고 한다.

자율신경은 인체 내의 모든 세포를 콘트롤 하는데 교감신경과 부교감신경은 상호작용을 한다고 한다. 과로나 지나친 고민(힘듦), 약물 남용 등으로 교감신경이 항진되면 아드레날린이 나와 과립구 증가로 활성산소에 의한 조직파괴가 일어나는 한편, 혈관은 수축되어 조직에 산소와 영양소 공급이 제한되어 질병이 발생한다고 한다.

교감신경이 항진되면 부교감신경은 자동적으로 제한이 된단다. 이때 림프구가 감소하면서 암이 발생하고 배설, 분비능력 저하가 되어 소화불량, 당뇨, 변비 등이 생긴다고 한다. 그러면서 세포 내의 섬모가 소통을 멈추고 신호를 꺼버리며 토라져 버린다는 것이다.

암이 진단되면 대체의학에서는 침과 뜸, 식이요법으로 치유를 하는데, 이때는 무엇보다도 환자 자신의 마음이 중요하다고 한다. 환자 스스로가 기어이 나려는 의지와 선한 마음을 가짐과 함께 남을 미워하고 원망하는 마음을 버리고 남과 소통하는 자세가 중요하단다.

그래서 아우는 암 환자가 내원하면 반드시 마음 상태를 묻고 "무엇 때문에 살려고 하느냐?"고 질문을 한다고 한다. 그것은 무엇보다도 본인이 살아야만 하겠다는 의지가 중요하기 때문이란다. 그러면서 안 좋은 마음을 먹지 않고 욕심부리지 않고 평정심을 유지하는 것이 무엇보다도 중요하다고 한다.

1945년 이전만 해도 항암의 개념은 없었고 1세대 항암제가 나온 후부터인데 이것은 활성산소로 만든 독가스로써 암세포를 죽이는 약으로 개발되었단다. 그러다가 1997년 2세대 표적항암제가 나왔고 3세대는 2011에 면역항암제가 나왔는데 그러나 그것은 10% 정도의 치유 성과를 거두었을 뿐이란다.

암은 피가 썩어서 생긴 병이라고 한다. 썩은 피가 온 전신을 돌아다니면 중요한 인체의 기관들이 망가져 사람이 죽을 수 있기 때문에 암세포가 생겨서 이것을 막고 있다는 것이다. 산에 독(毒)버섯이 독을 흡수하여 산속을 정화시키고 있는 것과 같은 이치라고 한다.

따라서 피를 썩게 만드는 일체의 음식들(술, 담배, 육류, 가공 음식들, 카페인, 청량음료, 밀가루 음식), 그리고 지나친 근심 걱정, 미워하는 마음으로 교감신경을 흥분시켜 면역을 떨어뜨리지 않는다면 특히, 약물 과용으로 부교감신경을 저하시켜서 소화흡수 및 변비, 배설작용을 떨어뜨리지 않는다면, 그래서 피가 맑아지고 몸에 산소가 충분히 공급된다면 암세포는 자기의 임무와 역할이 사라지기 때문에 몸에서 암세포가 정상 세포로 바뀌게 된다는 것이다.

암은 죽음이 아니라 희망의 상징이라는 것이다. 수술, 항암, 방사선으로 암을 공격하지만 않으면 암치유의 희망은 있다고 한다. 암은 사람을 죽이려고 생긴 것이 아니라 살리려고 몸속 한 군데에 그렇게 뭉쳐 있다는 것이다. 이는 대체의학의 선구자 안드레아스모리츠가 한 말로 귀 기울일 만한 주장이다.

또한, 몸속의 염증도 필요에 의해서 만들어지고 그것이 존재하는 건 당연하다고 한다. 외부에서 들어온 세균과 바이러스를 물리치기 위해서 백혈구가 열심히 활동하는 증거란다. 따라서 몸속에 염증이 있는 것 자체가 문제가 아니라 그것이 과도하게 지속적으로 존재하는 것이 문제라고 한다.

아우는 혈압약 복용에 대해서도 말을 하는데, 혈압이 높은 것은 피가 탁하고 혈관이 막혀서 일어나는 현상인데, 그것을 억지로 약물이나 수술로 심박수를 늦추게 하고 혈관을 넓히는 것은 문제라고 말한다. 피를 손과 발끝까지 보내기 위해서 혈압이 오르는 것인데 원인을 다스리지 않고 혈압수치만 떨어뜨리는 수단은 근본 치료법도 아닐뿐더러 증상만을 보고 대증적으로 대처하는 것일 뿐이라는 것이다.

따라서 약을 쓰면 부작용이 훨씬 크다고 한다. 혈관의 탄력을 무력화시키고 심장을 약하게 만들어서 종래는 심부전증을 일으킨다는 것이다.

미국에서 있었던 일이다. 암이 사회적인 문제가 되자 1971년 닉슨 대통령은 암을 정복하겠다며 2,000억 달러(한화 200조)를 쏟아부었단다. 그러나 결국 2008년 9월 "우리는 암과 싸웠지만, 암이 승리했다."라고 항복을 선언했단다.

또한, 암은 자율신경이 무너져서 생긴 병이기도 하단다. 교감신경은 흥분할 때 항진하고, 부교감신경은 안전이나 평화로움, 선한 마음을 가질 때 작용을 하는데 이것의 비율은 6:4 정도가 이상적이라고 한다. 한데 현대인은 교감신경의 항진이 거의 8:2수준으로 월등하게 높아져 흥분상태에 놓여 밸런스가 무너져서 살아간단다. 그 때문에 스트레스 호르몬이 포도당을 증가시켜 혈관에 염증을 유발시킨단다.

교감신경을 안정시켜서 병이 나은 사례가 많은데, 어느 말기 간암 환자는 절망적인 진단을 받고 낚시나 원 없이 하고 죽겠다며 몇 개월 낚시만 몰두했더니 암세포가 완전히 사라졌다고 한다. 이처럼 암은 마음의 평정을 찾으면 낫기도 하는 병이란다.

대체의학자 데이비드아구스는 〈병의 종말〉에서 줌(Zoom) 아웃(OUT), 즉 암만을 보지 말고 몸 전체를 보라는 책에서 생활습관 개선과 채식 위주의 식사, 충분한 수면 이외에 비타민과 미네랄 섭취를 권하고 있다.

현재 한국인 5명 중 2명이 평생 암에 걸리고 있다고 한다. 이는 병의 원인을 치료하지 않고 증상만 치료하는데도 그 원인이 있다는 것이다. 몸에 쌓인 독성을 방치하는 데서 생긴다는 것이다. 사람의 인체 중 간(肝)이 하는 일은 500가지에 이르며 간에서 2만 5천 가지의 효소를 만들어 내는데 대신 인위적으로 할 수 있는 건 아무것도 없단다.

이에 대해서는 예전에 의학의 아버지 히포크라테스가 한 말, '몸 안에는 100명의 의사가 있다. 내 몸 안의 명의가 고치지 못한 병은 이 세상 어떤 명의도 고치지 못한다.'라고 한 말이 허투루 들리지 않는다.

아우는 개업 중인 외국에서 놀라운 성과를 내고 있다. 다른 병원에서 못 고치고 내보낸 자가면역질환자와 당뇨병 환자는 물론, 백혈병 환자. 파킨슨병, 자가면역 질환인 류머티즘, 루프스 건성 등 질환자를 일절 약을 처방하지 않고도 오직 침술과 뜸, 식이요법으로 치유해 성과를 내고 있다. 특히 고혈압 같은 건 약물 투여 없이 간단히 고치고 있다. 이러한 건 무엇보다도 정확히 홍채진단법으로 병증을 찾아내 맞춤형 진료를 하기 때문이다.

아우는 강조해서 말한다. 암은 바다에 떠 있는 빙산과 같다고. 빙산은 물 위에 노출된 부분은 5%에 불과하고 95%는 물속에 있듯이 암도 그렇다고 한다. 간, 신, 비, 폐, 신, 삼초와 같이 몸 전체의 기능을 함께 보아야지, 그렇지 않고 어느 국소의 부분만을 보아서는 암을 다스릴 수가 없다고 한다.

그러면서 아우는 말한다. 암은 항암 방사선 수술요법으로 증상만 치료해서는 안 되는 병이고 그 원인인 피의 독소를 없애고 면역을 증진시켜야 완치할 수 있는 병이라는 것이다. 또한 닥터(doctor)라는 말도 원래 라틴어의 어원이 '가르치는 사람'이라는 뜻이지, 병을 고치는 사람을 뜻한 것이 아니라고 강조한다. 그런데도 마치 의사가 병을 고치는 사람으로 인식하는 것 또한 암을 치료함에 있어서 외과적인 수술만 접근하는 것 못지않게 시각을 달리할 필요가 있다고 말한다. 경청할 대목이 아닌가 한다.

이 말이 폐부를 찌르고 지나간다.

암은 자기를 돌아보는 반성의 기회

암은 그간 자기가 살아온 삶을 보여준다. 어떤 생활 태도로, 어떤 마음과 생각과 몸을 가지고 살았는지 그 기록이 나무의 나이테처럼 여실히 새겨져 보여주는 것이다. 그러한 생활 태도가 하나의 결과로써 나타난 것이 바로 암이다.

그런 만큼 암은 어느 날 갑자기 생기지 않는다. 적어도 5~10년 동안 장구한 시일에 걸쳐서 몸이 서서히 망가져 암이 자리 잡도록 환경이 만들어졌을 때 생긴다. 평소의 지나친 고민, 수면장애, 화냄, 잘못된 식습관, 운동 부족, 지나친 고기와 생선, MSG 과용과 비타민, 미네랄 등 부족이 암의 원인이 된다.

　이것들이 교감신경의 흥분을 일으켜 염증을 만들고 그것이 항진된 상태에서 몸의 어느 취약한 부분에 나타나는 종양이 암이다.

　그러므로, 암은 어느 날 뜬금없이 나타난 것이 아니고 살아오는 동안 잘못된 생활습관이 꾸준히 누적되어 일어나는 생활습관병이다.

　사람이 암에 걸리면 누구나 당황한다. '내가 왜?' 하고 부정을 한다. 그러다가 차차로 받아들이게 되는데 이때는 이미 이성을 잃어버린 생태가 된다.

　병원에서 암을 판정받게 되면 8~90% 이상은 양방을 찾아가 매뉴얼에 따라 수술, 항암, 방사선 치료를 받게 된다. 거기다가 골수암의 경우는 골수이식을 받는다. 그 외에는 한방이나 대체의학을 택하는데 많은 숫자는 아니다.

　암 치료가 끝나면 환자의 정신 상태는 확연히 달라진다. 자기를 돌아보게 되는 것이다. 그간 잘못 살아온 삶에 대하여 후회하게 된다. 특히 자기 마음의 태도를 잘못 지닌 채 살아온 것에 대해 후회하는 것이다.

　또한, 자기를 사랑하지 않고, 세상을 부정적으로 보고

살아온 삶을 후회한다. 자기를 고립시키는 가운데 남과 소통을 하지 않고 벽을 쌓고 살아온 것에 대해서도 후회한다.

왜 자기가 남과 화해하지 못하고 분노를 안고 살았으며 갈등 속에서 살아왔나 돌아보게 된다. 무절제하게 살아온 것과 함께, 지나친 경쟁심으로 탐욕을 부리고, 살아온 것에 대하여 반성하게 된다.

일상생활 측면에서는 무절제하게, 일정한 취침 시간을 지키지 못하고 무엇에 빠져 지내며 운동을 소홀히 하고 산 것을 후회한다.

그뿐만 아니라, 음식을 절제하지 못하고 지나친 육식이나, 생선, 달걀과 우유, 술과 탄산음료, 커피 등을 가까이 하고 채식을 멀리한 것을 후회한다.

하지만 암을 꼭 부정적으로 볼 것은 아니다. 적어도 자기를 돌아보게 만들어 준 계기를 제공해 주었다는 점에서 유익한 점도 있다.

그 첫 번째는 그간은 바쁘게 살아오다 자기를 돌아볼 기회를 잃어버렸는데, 그것을 한 번쯤 돌아보게 만든다.

암은 예외적으로 젊은 사람에게 나타나기도 하지만, 대

부분은 인생 후반기에 나타나 자기를 되돌아볼 기회를 갖게 된다.

'내가 이렇게 잘못 살아왔구나.' 하며 반성의 계기를 갖는 것이다. 이것만 해도 얼마나 행운인가. 불가역적으로 일회성을 살아가는 인생에서 자기를 진지하게 되돌아보는 계기를 얻는 것은 얼마나 바람직한가.

그런 까닭에 암 환자는 치료가 끝난 후 이전의 의식이나, 생활 태도에서 대부분이 완전히 바뀐다. 덤으로 살아간다는 생각에 부정적인 생각, 가득한 욕심과 분노를 내려놓고 자기와 화해하며, 주변 사람들과도 가까이 다가간다. 외톨이를 자초한 삶에서 이웃과 소통하고 화해하며 살아가게 되는 것이다.

그리고 반성의 의미에서 이전에 가진 식습관을 고치고, 수면도 밤 아홉 시에서 네 시까지 지키려고 한다. 또한, 지나친 음주를 자제하고 평정심을 유지하고 사는 데 힘쓴다.

이것만 해도 암은 얼마나 사람을 바꿔놓은 것인가. 실제로 삶의 태도가 바뀐 암 환자들을 본다. 평소 우울한 성격이 밝아진 것을 느끼며, 이기적인 생각에서 벗어나 남을 위한 마음을 보이는 것을 자주 본다. 이해심이 넓어지고 봉사하는 마음을 가지고 사는 사람들을 본다.

실제로도 그런 변화한 삶의 태도가 암을 이겨내는 데 도움이 된다. 부정적인 생각보다는 긍정적인 생각. 우울한 마음보다는 밝은 마음을 가지고 사는 것이 암을 이겨내는 데 필수적이다.

그런 면에서 보면 분명히 암은 고통이지만 새로운 인생을 살게 하는 계기도 만들어 주는 것이다. 깨달음의 축복이다. 암을 앓고 나면 이전보다 더 건강해진다고 하니 긍정적인 면이다.

생활 태도 면에서도 그간의 고통을 되새기며 여생을 진지하고 보람되게 살겠다는 의지가 충만해지니 이후의 삶은 보람되고 충만해질 것이 분명하다.

암 환자 가족 역할의 중요성

2,500년 부처님이 하신 말씀이다. 제자가 부처님에게 물었다.

"세존이시여, 사람이 알고 지은 죄와 모르고 지은 죄 중 어느 것이 더 중합니까?"

부처님이 되물으셨다.

"뜨거운 화로에 손을 집어넣을 때 알고 집어넣은 것과 모르고 집어넣은 것과 어느 편이 더 많이 다치겠느냐?"

두말할 것도 없이 모르고 하는 행위가 훨씬 더 다칠 것인데, 그것은 알고 하는 행위는 미리 대비하지만, 모르고 하는 행위는 무방비 상태에서 그대로 당할 것이기 때문이다. 모르고 지은 죄가 더 크다는 것을 설하는 말씀이었다.

 암 환자가 암 판정을 받으면 대부분이 정신 상태가 혼미해진다. "왜 내게 하필?" 하면서 절망의 나락으로 떨어진다. 이때는 무엇보다도 가족의 역할이 중요하다. 환자는 정신을 거의 놓아버린 상태이기 때문에, 가족이 판단을 잘해야 한다.
 다음은 어떻게 할 것인가? 명성 있는 큰 병원에 가서 수술할 것인가? 한방병원을 찾아가 문의를 할 것인가? 아니면 대체의학을 하는 의원을 찾아갈 것인가? 찾아가는 발걸음에 따라서 그 결과는 확연히 달라질 것이기 때문이다.
 거듭 말하지만, 암은 단순하고 간단한 병이다. 몸속에 가득한 독소를 해독해서 피를 맑게 만들어 암이 몸에서 사라지도록 만들면 되는 병이다.
 몸속에 독소가 가득 차고 피가 오염된 사람은 몸속에 염증이 많이 생기는데, 이 염증이 암의 단초가 된다. 그런데 암 검사와 관련하여 먼저 짚어볼 것은, 바로 체내 환경을 무시하고 하는 조직검사처럼 위험한 것이 없다는 점이다.

 조직검사란 칼로 종양세포 일부를 도려내는 것인데, 이때 암 환자의 몸속 장기와 세포들에 가득 차 있는 탁한 피와 체액 등의 독소들이 그 종양의 절단 부위를 따라 기다렸다는 듯이 몸속으로 들어간다.

 마치 암세포는 때를 만났다는 듯이 기세를 올리며 퍼지게 된다. 급속도로 전신에 퍼지는 것이다. 따라서 만약 검사결과 암으로 의심되는 종양이 발견되었다면, 무조건 서둘러서 조직검사를 하지 말고 관장과 자연식 등 자연요법을 통해 체내 환경을 깨끗하게 바꾼 후에 조직검사를 해야 한다.

 몸속에 종양이 발견되었다고 해서 당장 조직검사나 수술을 받지 말라는 것이다. 당장 조직검사나 수술을 받지 않는다고 해서 사람이 금방 죽는 것은 절대 아니다.

 의사는 암의 여부를 진단하고 칼로 종양을 도려내며 방사선과 항암치료를 하는 일에는 전문가지만 왜 암이 생기는지, 암이 무엇을 좋아하고 싫어하며, 암의 재발이나 전이를 원천적으로 분쇄하는 데에는 깊이 생각하지 못한다.

 이제 한국인 5명 중 2명이 암에 걸리는 시대에 살고 있는데 누구라도 안심할 수 없는 시기가 되었다.

그리고 암도 외부에서 온 것이 아니고 내부에서 일어난 정상 세포의 변이이기 때문에 암에 대한 대응도 항암 수술, 방사선 요법 같은 공격 치료가 아닌, 몸의 자연적 회복인 치유로서만 완치가 가능한 질병이다.

고혈압, 당뇨, 고지혈, 비만을 대사질환이라고 부른다. 이런 대사질환들은 치료 약이 없다. 현대의학에서는 죽을 때까지 약을 먹도록 해서 평생 관리만 하는 질병으로 보고 있는 것은 다시 말해 치료 약이 없다는 뜻이기도 하다. 반면, 치유의 개념으로 대사질환으로 접근하면 다시 말해, 생활습관을 바꾸면 대사질환은 쉽게 고칠 수 있는 병이기도 하다.

암도 마찬가지다. 암도 생활습관병일 뿐이다.

항암, 방사선, 수술 등 현대의학의 표준치료법은 암의 크기나 증상치료에 초점이 맞춰져 있다. 하지만, 암의 크기가 줄었다고 해서, 암이 안 보인다고 해서 암이 완쾌된 것은 아니다. 암의 원인은 생활습관이 근본적으로 바뀌지 않는 한 암은 항상, 재발 전이될 수밖에 없다.

암에 걸렸다고 선고를 받으면 환자는 이때부터는 가엾

게도 자기 몸을 자기 마음대로 할 수가 없게 된다. 아내와 자식들, 친구, 친척, 먼 일가친척까지 찾아와 걱정하며 충고를 한마디씩 한다.

"암에 걸렸으면 당장 큰 병원에 가서 수술하고 항암치료를 받아야지 뭐 하고 있어?" 하고 몰아붙인다.

"OO병원이 잘한다는데 얼른 서 수술을 받게"

이렇게 주위 사람들이 등을 떠민다. 또한, 가족들은 나중에 혹시라도 어떤 말을 들을지 몰라 책임회피를 위해서라도 큰 병원을 무조건 찾게 된다. 이렇게 시작하면 수술, 항암, 방사선 치료가 일사천리로 진행이 된다.

이 과정에서 보호자는 과연 환자에게 효과적인 치료 방법이나 선택하게 하는 데 있어서 얼마나 최선을 다했는지 돌아보지 않을 수가 없다. 선택한 방법에 아쉬움이나 후회, 미련이 조금은 없을 것인가? 아마도 후회가 많을 것이다. 그러므로 보호자는 다음 사항을 명심해야 하지 한다.

첫째. 보호자는 환자를 진심으로 사랑해야 한다.
둘째. 완쾌될 수 있다는 믿음을 가져야 한다.

셋째, 보호자는 주위 사람들이나 분위기에 흔들리면 안 된다.

넷째, 보호자는 공부하고 물어서 최선의 방법을 찾아야 한다. 꼭 현대의학이 아니더라고 대체의학 쪽도 감안해야 한다.

다섯째, 보호자가 열린 마음을 갖고 환자를 기어이 살리겠다는 의지를 갖고 끝까지 환자와 함께한다는 자세가 필요하다.

암 판정을 받으면 가족은 두 가지 중 하나를 선택하기가 쉽다. 하나는 자포자기를 해버린다는 것이다. 죽을병이라고 생각하고 손을 쓸 생각을 아예 하지 않는다. 두 번째는 나중에 원망을 듣지 않으려 큰 병원부터 찾아간다. 둘 다 현명한 방법은 아니다. 자기 형편과 분수에 맞는 병원을 찾아 차분하게 대처하는 것이 중요하다. 부처님도 모르고 짓는 죄가 알고 지은 죄보다 더 크다고 했으니 환자뿐 아니라 가족도 암 공부를 하고 대비해야 한다.

암의 재발, 전이

 암은 외부에서 세균이나 바이러스가 침입하여 생기는 병이 아니다. 그리고 그것이 어느 한 부위에 나타나도 거기에만 있는 국소 병이 아니고 전신에 있는 병이다.
 그러므로 암을 고치려면 환자 몸 전체를 치유해야지 어느 부위에 나타난 암 조직을 제거해서는 고쳐지지 않는다. 종양(암)은 제거가 어렵지 않지만, 재발과 전이가 무섭다.
 재발은 눈에 안 보이던 원 발암이 다시 나타난 것을 말한다. 그리고 전이는 원 발암이 생긴 곳이 아닌 다른 곳에 나타난 것을 이른다. 재발암, 전이암을 일컬어 진행암이라고 하는데 이 진행암의 생존율은 극히 낮다.

이에 대해 허봉수 원장(암치료전문의)은, 독일 의사가 진행암 2년 생존율이 3%라고 하는 것을 소개한 바 있다. 또한, 백상진 박사(미국의과대학 교수)는 "제거된 암은 100% 재발한다."라는 미국 암 전문의의 고백을 그의 책에서 소개하고 있다.

그리고 류영석 박사(암 전문의)는 "암 환자의 90%는 전이 때문에 죽는다. 0기나 1기에 발견된 암 환자의 경우는 75%가 미세 전이암이 존재한다."라고 주장한다.

그러면 암을 고치는 방법은 없는가? 습관(習慣)을 고쳐야 한다. '習'자는 옛날에는 '흰 白' 대신 '일백 百'이 붙었던 글자로 이는 양 날갯짓을 백번을 해야 습관이 된다는 것을 일러주는 것이다. 즉, 쉬운 것을 고치는 것이 아니라, 하기 싫은 것, 하기 어려운 것을 몸에 익히는 것이 '습'이다.

암 치료에 있어서 습관은 중요하다. 대인관계 습관, 운동하는 습관, 음식 습관, 수면 습관, 호흡 습관 등이다. 대인관계는 소통을 원활히 하고 주위와 화목하게 지내는 것이다. 특히 갈등이 지나치면 스트레스를 받게 되고 이것이 염증을 일으킨다. 운동은 햇볕을 쏘이며 하루 30분 정도 하는 것이 중요하다.

  음식은 동물성 지방과 단백질을 피하고 채식 위주와 과일을 많이 먹는 것이다. 달걀, 우유, 가공식품 등을 피해야 한다. 수면은 밤 10시부터 4시까지, 이때 멜라토닌이 가장 많이 분비되기 때문에 신경을 써야 한다. 이것은 항암 호르몬이기도 하다. 호흡은 숨을 깊게 들이마시는 것이 중요하다. 숨을 깊이 들이마시면 세포 단위의 포도당과 산소로 에너지를 만들어 낸다.

  습관에 대해서 히포크라테스도 말했다.

  "고치지 못하는 병은 없다. 다만 습관을 고치지 못할 뿐이다."

  암치료 방법에는 두 가지가 있다. 하나는 표준치료와 다른 하나는 자연치료가 바로 그것이다.

  표준치료는 항암요법과 방사선, 수술치료를 말한다. 이는 외부의 힘으로 암의 종양을 줄이거나 없애는 치료법이다. 다시 말하면 암과 싸우는 치료법이다. 극소 부위의 치료로써 암을 치료한다. 그런데 이것의 문제점은 거의 재발이 된다는 것이다.

　자연치료는 내 안의 의사가 스스로 치유할 수 있도록 돕는 것을 말한다. 나 스스로가 하는 치료이다. 독소 배출을 돕고 영양 공급(비타민, 미네랄, 효소)을 하게 한다. 다시 말하면 암의 원인을 치료하는 것이다. 암 환자를 전신 치료하는 것이다.

　피를 깨끗이 하고 혈관을 깨끗이 하고 창자를 깨끗이 하여 암이 살 수 없는 환경을 만드는 것이다. 궤양이나 종양(암)은 인체가 처리하지 못하는 독성물질을 가두고 있다.

　암은 산소 부족, 혈액의 산성화, 몸이 찬 데서 온다. 표준치료를 한 후에도 암 재발을 막는 자연치료가 꼭 필요하다.

　현대의학은 MRI, CT상 암이 보이지 않으면 '관해'라고 해서 잠재적으로 암이 치료된 것으로 간주한다. 그러나 MRI나 CT상 볼 수 있는 암의 크기는 1cm(암세포 10억 개 정도) 이상이다. 암은 0, 2cm에서도 전이가 일어나고 있다고 류영석 박사는 말하고 있다.

　암 종양을 표준치료로 축소시키는 것이 실제로 생존율을 높인다는 연구 자료나 증거는 없다.

암은 돈으로 고칠 수 있는 병이 아니다. 암은 원인을 제거했을 때만이 재발 전이를 막을 수 있다. 그것은 자연치료만이 가능한 일이다. 역시 히포크라테스의 말처럼 습관과 함께 음식으로 고치지 못한 병은 어떠한 약으로도 고치지 못한다. 이는 백상진 박사도 '현대병 최대 시일 치료 비법서'에서 자연 치료법을 강조하면서 언급하고 있는 내용이다.

암의 전이는 어떻게 이루어지는가? 류영석 박사는 병원에서 암이 진단될 때는 어느 날 갑자기 생긴 것이 아니고, 이미 5~10년에 걸쳐서 미세 암이 몸에 자리 잡고 있을 확률이 높다고 한다. 재발이라는 것도 병원에서 수술을 잘했다고는 해도 눈에 나타나지 않아서 그렇지 암의 뿌리가 그대로 남아있었기 때문이라는 것이다.

그것이 전이되고, 재발이 된 것이다. 암으로 인한 사망은 75%가 이러한 전이와 재발이다.

병원에서 항암치료와 수술을 받더라도 재발을 막기 위해서는 대체의학의 도움을 받을 필요가 있다. 대체의학은 무엇보다도 암은 전신병(全身病)이라는 입장에서 치유를 하기 때문이다.

암에 관한 해석

 암에 관해 수시로 이야기를 들려주는 아우의 호는 '중심(中心)'이다. 이 아호를 갖게 된 것은 그동안 수많은 시행착오를 겪고 살아오면서 느낀 결론이라고 한다. 삶은 오직 자기가 주인이어야 하고 주체적으로 살아야 함을 뒤늦게 깨달은 후 인생관이 바뀌었다고 한다.
 '나는 우주(宇宙)의 중심이다. 모든 것은 나의 행복을 위해 운행되고 있으므로 보다 더 많은 사랑과 봉사의 사명을 가지고 있다. 항상 훈훈한 마음으로 범사에 감사하면서 주인답게 산다.'라는 생각.
 그것이 하나의 신념으로 마음속에 자리 잡은 후 모든

것이 새롭게 보이기 시작했다고 한다. 대체의학을 한 것도 새로운 의술을 배우려고 한 것이 아니라 하나의 깨달음에서 왔다고 한다. '불치병이 무엇인가?' '암이 무엇인가?' 생각하던 끝에 이것은 어떤 외부에서 온 것이 아니라 자기 자존감, 자기 영성(靈性)을 잃어버린 데서 온 병이라는 것을 깨닫게 되었단다. 이를 생각하면 2,500년 전 싯다르타가 태어나 사방 일곱 걸음을 걸으며 오른손은 하늘을 가리키고 왼손은 땅을 가리키면서 읊었다는 말이 생각난다.

'천상천하 유아독존(天上天下唯我獨存)'

하늘 위나 하늘 아래 오직 내가 존귀하다는 말씀. 이는 몸 이외 다른 것이 없다는 '신외무물(身外無物)'과도 궤를 같이한다.

아우는 사람들이 암에 걸리는 것은 두 가지 절제력이 상실되었기 때문이라고 한다. 하나는 마음의 절제력 상실이고, 다른 하나는 몸의 절제력 상실이라고 한다. 이것이 절제력을 잃으면 자율신경이 실조되고 이것은 교감신경을 항진시켜 몸 안에 활성산소가 증가하여 신체조직을 파괴한단다. 이때 염증이 일어나는데 그 현상이 암이라는 것이다.

현대인들은 자존(自尊)을 잃어버린 시대에 살고 있단다. 또한 불신(不信) 시대에 살고 있어 암이 증가하고 있단다. 그것은 크게 두 가지 현상으로 나타나는데, 하나는 내 마음 내가 믿지 못하고 내 몸을 내가 믿지 못하고 남에게 의탁한다는 것이다.

자기 마음을 믿지 못하는 것은 교회의 광신(狂信)으로 나타나고, 내 몸을 믿지 못한 현상은 의사나 병원을 믿는 광신으로 나타난다는 것이다. 이는 자신이 중심을 잡지 못하고 살기 때문이라고 한다. 그냥 손쉽게 잘못을 하면 교회에 나가 회개하면 되고 폭식이나 고기를 먹어 생기는 병은 약국에서 약을 사 먹고 병원에서 치료하면 된다는 안이한 생각을 가지고 산다는 것이다.

인심이 조석으로 변하는 염량세태를 살아가면서 자기 주관은 내팽개치고 관행적으로 이루어지는 사회시스템에 맡기고 살아간다는 것이다. 잘못한 것도 교회 가서 고백성사하면 사함을 받는 것으로 착각한다는 것이다.

법화경 약초유품 편에는 다음 구절이 있다고 한다.

"마치 저 큰 구름이 모든 것에 비를 내리면 풀과 나무와

숲과 약초들이 그 종류와 성질대로 비를 맞아 제각기 자람과 같으니라. 지혜 있는 이가 들으면 믿고 이해하려니와 무지한 이는 의심하여 영영 잃게 되느니라. 가섭아, 그러므로 근기에 따라 설하여 가지가지 인연으로 바른 견해 듣게 하니, 부처님의 평등한 법 한 맛인 비와 같고 중생의 성품 따라 받는 것이 같지 않아 비를 맞는 풀과 나무 다른 것과 같으니라. 가지가지 이야기로 한 법을 연설하나 저 숲의 풀과 약초, 크고 작은 나무들이 자기들 분수대로 자라남과 같으니라."

다시 말해 하느님은 불인(不仁)하여 비를 내리되 약초나 독초를 따로 구별하여 비를 내리지 않는다는 것이다. 그런데 사람들은 착각하고 산다.

누구나 아는, 한국에서 잘되는 것이 두 가지가 있다고 한다. 하나는 몸을 함부로 하여 아무거나 먹고서 아프면 의사 찾아가 돈 주고 고친다는 것이다. 그리고 또 다른 하나는 나쁜 짓, 나쁜 마음으로 살다가 못된 짓 삿된 짓을 한 후, 교회에 가서 기도하고 죄 사함을 받는다는 것이다. 실제로 그리되는지는 모르지만 교회에서는 그렇게 하도록 부추기기도 하는 것이다.

의사가 병을 고치는 것도 그렇다. 그 의료행위가 정말로 약이나 주사로 병을 고치는가는 별론으로 하더라도 약물의 후유증은 몸에 남게 마련인데 그게 권장할 만한 것인지 고개가 저어진다. 그런데 자존감을 잃어버린 채 자기중심을 지키지 못한 사람들은 편리하게도 그것을 맹신한다. 아프면 병원이나 약국에 달려가면 되고, 지은 죄나 잘못은 교회 가서 빌면 되는 것으로 생각한다.

아우는 암 환자를 치유하면서 이것은 환자가 자존감을 잃어버리고 자기를 사랑하지 않는 데서 온 병이라는 것을 깨닫게 되었단다. 자기 마음, 자기 몸을 사랑하지 않아서 생기는 병이라는 걸 알게 되었단다.

내원하는 많은 암 환자와 상담하면서 자기가 자기를 주체적으로 살지 못하고 편리하게 다른 것에 의탁해 버리는 것을 알게 되었단다. 그것이 바로 문제라는 것을 알아냈단다.

따라서 암 치료는 영성 회복이 그 무엇보다도 중요하다고 한다. 자기를 사랑하는 마음이 중요하다고 한다. 자기를 사랑하려면 절제가 필요하고 무엇이 마음과 몸에 이로운지 알아야 한다고 한다.

몸은 건전한 생각과 음식의 절제로 항상성이 회복될 수 있다고 한다. 그것을 무시하는 것이 문제라는 것이다. 아우는 성경 창세기 1장 29절에 건강을 담보하는 힌트가 있다고 한다. 현재 아우가 머물고 있는 그 나라는 무슬림 국가인데 거기서도 구약성서는 믿기 때문에 들려준다고 한다.

"하나님이 가라사대 씨 맺은 모든 채소와 씨 가진 열매 맺는 모든 나무를 너희에게 주노니 너희 식물이 되리라."

이는 바로 채소와 과일을 이름인데 그 이상 진리가 어디 있느냐는 것이다. 사람은 결국 음식을 잘못 먹어서 고질병을 갖게 되었다는 것이다.

사람의 인체는 원래 육식을 잘못하도록 만들어졌다고 한다. 그것은 육식을 주로 하는 사자나 호랑이를 보면 알 수 있는데, 이들 짐승은 사람에게는 송곳니가 양쪽에 한 개씩 모두 두 개밖에 없는데 전부가 송곳니라고 한다. 고기를 물고 뜯기 좋게 하기 위해서란다.

그리고 내장도 다른데, 사람은 초식성이라 창자가 10m인데, 이들 짐승들은 3, 4m에 불과하다고 한다. 고기가 뱃속에 들어가면 금방 부패하면서 엄청난 독가스를 만드는데 이것을 신속하게 밖으로 배출하기 위해서란다.

  이렇듯 신체 구조가 다른데, 육식을 하면 좋을 리가 없다는 것이다. 긴 장차로 인하여 그만큼 독소가 몸에 머무를 시간이 많을 것이기 때문이다. 그런데 현실은 어떤가? 집에서는 물론 외식을 하게 되는 식당에서도 보면 고기가 넘쳐난다. 이러한 실상이 현실이다.

  하나님은 애초에 채소와 과일을 먹으라고 했는데, 그것을 외면하고 따르고 있지 않으니 신체 이상이 오지 않을 수가 있으며 병이 생기지 않을 수가 있겠는가.

  아우는 불신의 시대에 자기가 바르게 살기 위해서는 중심을 잡는 일이 중요하다고 한다. 남의 말에 휘둘리지 말고 살아야 한다고 한다. 온갖 왜곡된 정보가 난무하고 혹세무민하는 세상에서는 자기 자존을 높여 살 필요가 있다고 한다. 자기가 주인이며 주체라는 생각이 확고해질 때 건강도 찾아가는 길이 열린다는 것이다.

  아우 자신도 수많은 시행착오를 거치며 마침내 마음 가운데 굳건하게 자리 잡은 '중심(中心)이 깨달음을 주었듯, 건강을 지키기 위해서도 깨달음이 있어야 하지 않는가 한다.

아우는 말한다. 암이라는 병은 국소 질환이 아니라 환자의 몸 전체에 있는 병이라는 것이다. 그러니 용어 자체도 무슨 암이라고 하는 건 맞지 않는 말이라고 한다. 그러면서 아마도 지금까지 수많은 신약이 발명되고 있지만, 앞으로도 암에 관한 병만큼은 신통한 약은 개발되지 못할 것이라고 한다.

왜냐하면, 그것은 몸의 병임과 동시에 마음의 병이기도 하여 몸과 마음을 고치지 않고서는 기대하기 어렵기 때문이라고 한다. 그래서 아우는 치료하는 의술은 미미하기에 환자를 치유함에 있어서 간절히 기도를 한다고 한다. 자신을 통해 신에게 꼭 이 환자를 낫게 해달라고 빈다는 것이다. 그런 간절함이 없이는 고칠 수 없는 병이 암이기 때문이란다.

아우의 이야기를 들어보면 암 환자에게 있어서도 자기가 중심을 잡고 사는 일이 얼마나 중요한 일인가를 알게 된다. 또한 싯다르타 말씀이나 성경 말씀이 얼마나 의미심장한가를 알게 된다. 결론적으로 말하면 암이란 병은 인체의 생리를 거스른 데서 온 악성질환이 아닐까 하는 생각이 든다.

암에 관한 잘못된 인식

　대체의학에서 보면 많은 사람이 암에 대해서 무지하거나 아니면 착각을 하고 있다. 대체로 암이라고 하면 어느 특정 부위에 나타난 악성종양으로 알고 있는데 사실은 그러하지 아니하다.
　암이 증상으로 나타나는 부위는 지극히 일부분으로, 그것은 외부로 나타난 5%에 지나지 않는다. 정작 보이지 않는 95%는 물속에 잠겨 있듯이, 드러나지 않고 있는 것이 대부분이다.
　그런데도 병원이나 양방에서는 드러난 증상에 대해서 항암치료와 방사선, 수술을 감행한다. 하지만 대체의학

쪽에서는 암의 원인을 없애야 한다고 본다. 그리기 위해서는 지금까지 반복해 말해왔듯이 무엇보다도 철저한 식습관과 생활습관을 고쳐야 하는 것이다.

몸속에서 흐르는 피는 중요하다. 성경 말씀에도 '육체의 생명은 피에 있음이니' 하고 설파하듯이 피는 생명의 근원이다. 그런데 이 피는 신체 기관의 어느 한 곳에서만 머물거나 작용하지 않는다.

골수에서 만들어지는 피는, 해독은 간이 하고, 심장은 펌프질하여 골고루 보낸다. 또한, 비장은 핏속의 노폐물을 처리하고 폐는 핏속의 독가스를 내보낸다. 그리고 콩팥은 노폐물을 청소한다. 이렇듯 각 기관이 서로 연결되어 소통하면서 순환을 돕는다.

그런데, 그러한 과정에서 검진을 통하여 암이 드러난다. 사전에 자각증상이 있기도 하지만 전혀 모르는 상태에서 나타나기도 한다.

몸에 암이 나타나면 당사자뿐만 아니라, 온 가족도 비상이 걸린다. 어서 치료해야 한다고 서두른다. 왜 암이 생겼으며 다른 대처 방법은 없는지, 그것은 전혀 생각하지 않는다.

암은 절대로 어느 곳에 나타난 종양만을 제거하려 들어서는 안 된다. 암이 아닐 수도 있지만, 설령 그것이 암이라고 해도 건드리면 성을 내어 급속하게 전이가 된다.

암은 어느 한 곳에 생긴 국소병이 아니라, 몸 전체의 전신병이기 때문에 어느 한 곳을 도려낸다 해도 끝이 아니다. 이미 암의 인자가 몸속에 퍼져 있어서 그것을 고치지 않고는 안 된다. 사람들이 착각하는 것이 있는데, 몸은 암이 생겨서 나빠진 것이 아니라, 내 몸이 나빠진 것이 원인이 되어 암이 생긴 것이다.

따라서 국소의 암만 치료해서는 암 환자가 고쳐지지 않는다. 암 환자 몸 전체를 치료해야 암이 낫는다는 의미다. 이처럼 생각하면 현재의 암치료 방법에 얼마나 문제가 많은지 짐작할 수 있다.

흔히 말하는 간암, 유방암, 전립선암 등은 암이 아니다. 그 원인이 암이라는 뜻이다. 왜 그러는가? 왜 암이 생겼을까, 당사자를 들여다보아야 한다.

따져보면 반드시 그 원인이 있을 터인즉, 바로 암이 생긴 우리 몸의 토양 자체를 바꿔야 한다. 암의 발병 원인이 중요한데 그것을 제거하지 않는 한 암은 지속하여 재발

할 수밖에 없다. 잘못된 식습관과 생활습관이 암의 원인이다.

혈관을 흐르는 피를 생각해 볼 때 폐수가 흘러드는 하천을 떠올려 볼 수 있다. 어느 구간에는 거품이 일고 오염물이 쌓여있는데, 그것만 건져낸다고 해서 물이 깨끗해지지 않듯이 깨끗한 것을 기대하려면 무엇보다도 먼저 오염원을 차단해야 한다. 혈관에 흐르는 피도 그러해야 하는 것이다.

우리 인체는 각 장기와도 상호 소통하지만, 환경에도 지대한 영향을 받는다. 먹는 음식뿐만 아니라, 각처에서 일어나는 일들도 알게 모르게 영향을 미친다. 머리에서 멀리 떨어진 발가락 하나가 아프면, 온 신경이 아픈 발가락에 모아진다. 이렇듯 인체는 한 덩어리다.

그런데 어느 곳에 생긴 종양(암)이 몸 전체에 영향을 미치지 않겠는가. 더구나 암이 어느 곳에 나타났다면 그것은 하나의 몸이 아프다는 신호인데, 다른 곳에서는 전혀 영향을 미치지 않고 있을 것인가.

그런 면에서 아우는 암을 고치는 사람이 아니라 암 환자를 고치는 의사이다. 또한, 암을 구분하여 간암이나 폐

암이나 대장암으로 불리는 것도, 그냥 암 환자일 뿐이다.

암에 대한 인식을 새롭게 하는 측면에서 다음 몇 사람의 증언을 소개한다.

Samuel S Epstein(사무엘 S 엡스타인. 미연방 의회에서 증언. 의학박사)

항암 화학 요법과 방사선 요법은, 새로운 암이 발생할 확률을 100% 높인다. 암 환자는 병원의 항암치료로 80%가 죽는다.

Chavles Moertel(찰스 모오텔. 미국 메이오 클리닉암치료센타. 의학박사)

우리가 사용하는 대부분의 효과적인 치료법들은, 수많은 위험과 부작용 그리고 현실적인 문제들로 가득 차 있다. 그리고 우리가 치료한 모든 환자가 그런 대가들을 치른 후에 아주 극소수의 환자들만 일시적으로 상태가 호전되는 보상을 받았는데 이마저도 완벽하게 치료된 것은 아니었다.

Andreas Morits(안드레아스 모리츠. 미국 암 치료 전문의. '암은 병이 아니다'의 저자)

현대의학에서의 암 치료 성공률은 가장 미약한 플라세보 반응보다 훨씬 낮은 결과를 보일 정도로 우울한 수준이다. 암 환자 중에서 평균적으로 겨우 7%만 완치되고 있다.

게다가 7%라는 치료 성공률조차 병원에서 제공한 치료행위의 결과라는 증거는 어디에도 없다. 특별한 치료가 없었더라도 그 정도의 성공률이 나왔을 수 있다. 실제로 암 치료를 병원에서 했을 때보다, 아무 치료도 하지 않았을 때 완치율이 더 높다.

암 판정 받고 수술 서두를 일 아니다

 암 환자를 치유하는 아우의 말을 들어보면 모든 병의 원인은 두 가지라고 한다. 첫째는 몸에 없어야 할 것이 있는 것과 둘째는 몸에 있어야 할 것이 없는 경우라고 한다. 먼저 없어야 할 것은 독(毒)인데 활성산소로 인한 만성염증이라고 한다. 그리고 꼭 있어야 할 것은 비타민, 미네랄, 효소 등으로 영양결핍이라고 한다.
 구체적으로 병을 일으키는 것은 다음의 세 가지라고 한다. 첫째는 음식물에 의한 것이다. 동물성 단백질, 지방 즉, 고기, 생선, 달걀, 우유 등이라고 한다. 두 번째는 스트레스(STRESS)인데 여기에는 정신적인 스트레스와 육체적 스트레스가 포함된다. 세 번째는 약물로서(병원. 약국) 이것이 교감신경을 항진시켜 병이 온단다.

암의 발견은 별 이상이 없는 상태에서 건강검진을 받다가 나타난 경우와 몸에 이상이 느껴져서 병원에서 정밀검사를 받아 나타난 경우가 있다. 이때 대부분 환자는 당황하게 된다고 한다. 자기 판단이 흐려지고 인도한 대로 절차에 의해서 수속을 받게 된다고 한다.

먼저 암 센터 종양내과에서 채혈 검사를 하며, 진료실에서 전문의와의 대면 진료, 항암교육과 영양교육을 받은 후 항암 주사(1~2시간)를 맞는다고 한다. 그런데 이처럼 기계적 진행 절차에 따르기보다는 여기서 심사숙고 해야 할 사항이 있지 않는가 한다. 해서 그에 따른 참고 사항과 조언의 내용들을 소개할까 한다.

먼저 소개할 것은 일본 제60회 기쿠치 간 상을 수상한 곤도 마코토 의사가 쓴 〈항암치료는 사기다〉라는 책의 내용이다. '생명을 건 승산 없는 도박'이라는 부제가 붙은 책인데 그는 이렇게 주장한다. '항암치료에 연명 효과는 없다. 있는 것은 가혹한 독성뿐이다.'

그는 일본에서 4만 명의 암 환자를 치료한 의사이며 지금도 현역으로 있는 사람이다. 그는 저서에서 이렇게 말한다.

"나는 의사임에도 불구하고 지금까지 의학계 사람들이 싫어하는 말만 했다."

"암은 절제하지 않아야 낫는다."

"항암제는 효과가 없다."

"건강검진은 백해무익하다."

암은 원칙적으로 방치하는 편이 좋다."

이런 이유로 의학계 별종으로 불리며 빈축만 사 왔는데 훌륭한 상을 받게 되었다는 것이다. 그는 유방암의 경우 전부 절제하는 것이 상식이던 때에 유방을 온전하게 보존하는 요법으로 '유방 온존 요법'을 표준화시켰단다. 유방 조형술 X-RAY 검사가 유방암을 유발한다는 것이다.

유방촬영술을 통해 발견할 수 있는 암은 99% 이상이 유사 암이라는 것이다. 자궁암도 마찬가지로 자궁암 검진에서 발견되는 0기의 암은 99%가 유사 암이라고 한다. 그런데 자궁 경부암 수술은 골반 속에 있는 림프샘까지 광범위하게 절제해서 주변의 방광이나 직장을 지배하는 신경까지 끊어서 배뇨와 배변 장애를 일으키게 한단다.

다음은 2009년 10월 뉴욕타임스에 지나 콜라타(Gina Kolata) 기자가 쓴 글이다.

"암은 치료 없이 사라질 수 있지만, 어떻게(Cancers Can Vanish Without Treatment, but How)?

암의 진행 방향이 시간의 화살처럼 오직 한 방향 즉, 성장과 악화만으로 진행되지 않는다. 한 연구 결과에 따르면, 자궁경부암으로 발견할 세포의 60%는 1년 안에 정상으로 돌아가고, 90%는 3년 안에 정상으로 돌아온다. 유방암과 관련해서는 초기 암의 일부가 저절로 사라졌다는 간접적인 증거가 있다. 갑상샘암, 췌장암, 전립선암이 의사에게 발견되는 것보다 부검에서 30~40배나 더 많이 발견된다. 조기암 검진이 불필요한 치료로 이어지고 있다. 남성 사망자 부검의 33%에서 전립선암이 발견되지만 그중 전립선암으로 사망한 경우는 1%에 불과하다."

참고할 부분이 아닌가 한다.

일본의 자연의학회장이며 의학박사인 모리시다 게이치 회장도 일본 국회 청문회에 나와 증언했다. "암은 현대의학으로는 결코 나을 수 없고 오직 정혈요법(淨血療法)으로만 나을 수 있다." 그것은 일본에서 암이 많이 발생하자

의견을 청취하려고 마련된 자리였다. 대체의학을 하는 아우는 강조한다. 다음은 간추린 말이다.

나무를 보지 말고 숲을 보자. 명심하자!

몸속에 종양(암)이 발견되었다고 해서 당장 조직검사나 수술을 받지 않는다고 금방 죽는 것은 절대 아니다.

암은 발병 부위나 명칭이 중요하지 않다. 몸속이 탁하고 피가 독소에 오염된 상태에서 그 사람의 면역력이 가장 떨어진 부위에 독버섯처럼 피어난 것이 암이다.

암을 수술하면 암이 전신으로 빠르게 전이된다.

1950년대 미국 일리노이주립대의 워렌 콜 박사는 암 수술을 한 후 이 수술이 원인이 되어 암세포가 전신으로 퍼진다는 사실을 수많은 임상시험과 연구를 통해 입증했다.

대체의학의 선구자 막스거슨 박사는 몸속의 독소와 노폐물을 배출시켜 혈액을 정화하고 자연식 식이요법을 하며 커피 관장을 통해 장을 청소하면 말기 암 환자라도 나을 수 있다고 강조했다. 그런 말을 전하며 덧붙인다. 양정적자제(養正 積自除) 즉, 정기를 기르면 암은 저절로 사라진다는 것이다.

"형님 나는 암을 치료한 적이 없습니다. 암을 가지고 있는 암 환자를 치료할 뿐입니다. 암 환자의 몸과 마음에서 毒이 빠져나가고 부족한 영양(비타민, 미네랄, 효소)이 보충되고 침과 뜸으로 기(氣)와 혈(血), 임파 신경 등의 순환이 이루어지면 암은 저절로 사라질 뿐입니다."

그러면서 이런 말도 들려준다. '나는 암을 치료하려 하지 않는다. 암이 있는 암 환자의 몸과 마음을 회복시켜서 스스로 치유하도록 도울 뿐이다. 의사는 병을 고치는 사람이 아니고 환자 스스로 치유하는 데 도움을 주는 사람이어야 한다. 모든 환자는 간 기능이 살아나야 몸이 회복된다. 간이 하는 일은 현재 알려진 것만 해도 500 가지가 넘으며 특히 25,000 가지의 효소를 생산하여 생체기능을 유지시키는데 여기에 의사가 할 수 있는 일이 무엇이 있다는 말인가?' 의미심장하다.

아우는 현업에 종사 중이다. 주 환자는 암에 걸린 사람인데, 대학병원이나 큰 병원에서 치료를 받다가 경과가 좋지 않거나, 더는 손을 쓸 수가 없다고 내보낸 환자라고 한다.

그런 환자들을 받아 몸을 치유시키고 있다. 수개월 전에는 거의 죽어간 혈액암 소년을 살려냈다. 골수이식까지 하고도 나아지지 않아서 주치의가 보낸 환자였다. 그런 중증 환자를 받아서 호전시켜 지금은 아이가 학교에 다니고 있다고 한다.

현재도 폐암 환자와 방광암 환자가 큰 병원에서 더는 손을 쓰지 못해 찾아왔는데, 2개월이 지나 현저히 호전이 되고 있단다. 그중 한 환자는 항암치료로 다 빠져버린 머리가 새까맣게 나고 있다고 한다.

그 밖에도 어느 회장 부부는 악화된 고혈압이 1주일 만에 많이 호전되고 그분의 부인은 폐암을 앓아누워만 있었는데 지금은 혼자서 걸을 수 있게 되었다고 한다.

그러면서 아우는 강조하기를 암은 검사를 통해 밝혀지더라도 조급하게 서두르지 말아야 한다고 한다. 수술이나 방사선 치료를 하기 전에 대체의학 쪽에 문의할 필요가 있다고 한다. 고생을 덜 하고 효과를 볼 수 있는 길이 있다면 그 길이 보다 나은 길이며 바람직하지 않나 하는 말로 읽힌다.

암 환자가 숙지할 일

암은 스트레스로 인한 면역력 저하로 생기는 병이다. 몸 안의 자율신경계인 교감신경이 항진하면 부교감신경이 이를 적절하게 통제해 주어야 하는데 항상성이 무너지면서 생기는 것이 암이다. 면역력이란 개념은 일본인 아보도오루(2016년 사망)가 1990년 밝혀냈다. 자율신경 지배하의 메커니즘 속에서 백혈구가 움직이는 것을 획기적으로 알아낸 것이다. 그는 살아생전에 암은 대체학적인 방법으로 접근하면 70%로 정도는 좋아진다고 했다.

몸에 암이 생기면 금방 알아내기가 어렵다. 어느 정도 진행되어서 입맛이 떨어지고 체중이 줄고 무기력한 증상이 나타나지만, 초기에는 MRI나 CT 촬영을 해도 잘 나타나지 않는다. 적어도 그 크기가 $1cm$ 이상은 되어야 발견이 된다.

현재 암 판정을 받고 의사를 찾아가면 기껏 면담 시간이 평균 3분을 넘지 않는다. 의사가 성의 없어서가 아니라 워낙 시간이 타이트하게 짜여 대면 시간이 지극히 짧은 것이다. 그것도 의사가 모니터 들여다보는 시간에다, 환자 개인만 입실한 것이 아니라 가족도 2, 3명씩 들어가 인사를 나누다 보면 3분여는 금방 지나버린다. 그렇게 면담하여 무슨 정보를 얻을 수 있을까.

집에 돌아와서는 유명한 박사를 면담했다고 자랑하지만 무엇을 얻고 온 것일까. 미국 MD엔더슨 암병원에서는 적어도 의사가 환자와 한 시간 이상 면담하는 것을 원칙으로 하고 있다. 우리나라 실정과는 매우 동떨어짐을 알 수 있다.

모든 병원의 암 상담이 그렇게 급박한 것은 아니다. 지방 병원은 충분히 상담할 수가 있다. 그런데도 암에 걸리면 무조건, 대학병원, 수도권 큰 병원으로 가야 한다는 고정관념에 사로잡혀 어렵게 면담 시간을 내서도 몇 마디

말을 듣지도 못하는 것이다.

예전에 어떤 골수암 환자가 있었다. 그는 면담에 앞서 책을 많이 읽고서 마지막 면담 시간을 잡아 진지하게 물었다.

"내가 오늘 듣고 싶은 말은, 내가 살 수 있는 병인지, 진지하게 말을 듣고 싶어서 왔습니다."

하지만 다음 한 마디가 전부였다.

"솔직히 가망이 없습니다."

그래서 바로 대체의학 쪽으로 방향을 틀어 자연수명까지 살았다. 그가 들려준 말로는, 암을 이겨낸 사람들의 이야기를 들어보면 공통점이 있었다. 끊임없이 공부하고 대비했다는 것이다. 암은 무엇보다도 면담 시 충분한 대화가 필요한 병이다. 그런데 정작 의사를 찾아가서는 필요한 것은 묻지도 못한 채 일방적으로 들려준 말만 듣고 온다면 얼마나 어리석은 일인가.

예전 어느 방송에서 간 박사는 하루에 환자 면담을 150명을 한다고 하였다. 그래서야 무슨 진지한 이야기를 들을 수 있을까. 그런 의사를 만나기보다는 그 계통의 전문의는 기본적인 실력과 소양이 있음으로 차분하게 만나서 조언을 듣는 편이 유익하지 않을까.

다음은 MD 엔더슨의 종신교수 김의신 박사가 전하는 〈암에 지는 사람, 암을 이기는 사람〉 내용 일부이다.

"(전략) 현장에서 몸으로 뛰는 의사들의 현실은 참담하다. 10분 간격으로 환자를 만나 기계처럼 인사하고 진료한다. 참고로 엠디 엔더슨 의사들은 하루 환자를 6~10시간 이상 보지 않는다. 1명과 반드시 한 시간 이상의 면담시간을 갖기 때문이다."

닥터 그라든의 의사에게 물어야 할 질문 10가지를 소개한다. 암 판정을 받고 날짜가 잡히면 의사에게 최대한 예의를 갖춰서 물어야 한다. 아니, 물을 필요가 있다.

"저에게 생긴 암은 무엇 때문인가요? 혹시 유전 때문인가요?"

그러면서 고칠 수 있는가요, 물어서 "완치를 기대할 수 없을 겁니다." 하면 5년 생존율에 대해서 질문을 해야 한다.

5년 생존율을 믿을 만한가, 그리고 암 치료를 하면 다른 암은 생기지는 않는지, 생긴다면 그것은 몇 % 정도 되는지 물어야 한다. 그러면서 그 병원에서 치료한 환자 중 5년 생존자가 있다면 그 사람 주소를 알려달라고 해야 한다.

"그분들과 소통하면서 도움을 받고자 합니다." 하면 대부분은 쫓겨날 것이다. 한두 가지 질문이면 몰라도 그렇게 꼬치꼬치 물으면 당장 나가라고 할 것이다.

하지만 절박한 사람은 암 환자 자신이니 물어야 한다. 현재 병원들은 암 환자 때문에 운영이 된다고 해도 과언이 아니다. 그만큼 암 환자가 많고 의료수가가 높아 수익을 올리기 때문이다. 현재 암 환자에게는 마치 물에 빠진 사람에게 비싼 튜브를 던져주는 것과 같다. 돈이 많이 드는 것이 아닌데 비싼 돈을 지불한다. 신약입네, 면역강화제입네 하여 턱없이 수가만 비싸다.

암에 걸리면 대체로 여섯 단계의 과정을 거친다고 한다. 첫째는 부정하는 단계다. 내가 암에 걸릴 리가 없다. 믿을 수 없다고 부정을 한다. 그러면서 여러 곳에서 검사를 한다.

두 번째는 분노하는 단계. 어떤 사람은 못된 짓을 해도 안 걸리고, 술을 많이 먹어도 안 걸리는데, 나만 걸렸다고 분노한다.

세 번째는 타협하는 단계. 하느님 내 병을 낫게 해주시면 죽는 날까지 선하게 살고 좋은 일에 재산도 내놓겠다고 약속을 한다.

네 번째는 우울해지는 단계. 남과 말하기도 싫어하고 집에만 있으려고 한다.

다섯 번째는 수용하는 단계. 담담하게 받아들인다.

여섯 번째는 회복하는 단계. 치유가 되는 단계이다.

암 환자가 대체의학자를 찾아오는 단계는 네 경우가 있다고 한다.

첫째는 병원을 믿고 암치료를 받다가 포기하고 찾아오는 경우.

두 번째는 병원 치료를 받다가 후유증이 나타나 병원 치료를 포기하는 경우.

세 번째는 양다리를 걸치며 병원 치료와 대체의학 치료를 병행하는 경우.

네 번째는 아예 처음부터 병원 치료를 않고 대체의학자를 찾아오는 경우이다.

이 가운데 안 좋은 것은 암치료를 받다가 포기하는 경우와 양다리를 걸치는 경우란다. 그리고 효과가 가장 좋은 것은 방사선 치료나 항암제를 사용하지 않는 상태에서 처음부터 찾아오는 경우라고 한다.

자기 병을 고칠 수 있는 의사를 알아보는 것은 결국 자기가 해결해야 할 일이다. 지금은 온갖 매스컴에서 그럴듯한 선전을 하는데 이에 현혹되지 않고 바른 의사를 찾아가는 길은 환자가 암 공부를 하여 깨어날 수밖에 없다.

어느 의사가 유명하다는 말만 듣고 부실한 상담으로 치유 기회를 놓치기보다는 덜 알려졌지만 꼼꼼하게 봐주는 의사를 만날 필요가 있다.

그리고 대체의학 쪽으로도 시선을 옮길 필요가 있다. 대체의학은 결국 양방에서 해결하지 못하는 고민 끝에 태어난 의술임으로 그들의 말을 경청할 필요가 있는 것이다.

암은 결국 한 가지 원인에 의한 것이 아니며 몸의 종합적인 상태를 고려하여 치유해야 하므로 대증요법보다는 원인을 제거하는데, 초점을 맞출 필요가 있다.

그러나 무엇보다도 중요한 것은 초기에 자기가 의사에게 충분히 질문하는 것이다. 그래야만 판단이 서고 향후에 진행될 것을 예측할 수 있기 때문이다.

암과 연계해서 본 두 가지 진리

대체의학으로 암 치유를 하는 아우의 말을 들어보면 암의 성격을 두 가지 카테고리 안에서 해석이 가능하지 않은가 한다. 하나는 '유유상종(類類相從)'과 다른 하나는 '인과응보(因果應報)'이다.

명리학(命理學)에서는 사주(四主)를 하나의 업(業)으로 보는데 '비견(比肩)과 겁재(劫財)'라는 것이 있다. 이것은 돈이 따르지 않는 사주로 간주된다. 사주는 천간(天干) 열 글자와 지지(地支) 12글자를 사람이 태어난 연월일시에 연주, 월주, 일주, 시주 네 기둥 각자 두 자의 글자를 배속하고 그 글자에 나타난 음양오행의 배합을 통해 개인 운명을 예측하는 학문이다.

'비견겁재' 사주가 많다는 것은 친구, 경쟁자가 많다는 뜻이고 자연히 돈도 나누어 쓰는 사람이 많다는 뜻이고, 친구 경쟁자가 많으니 같이 놀러 다닐 사람이 많고 또 경쟁자가 많으니 피곤하기도 하다는 뜻이다. 유유상종(類類相從)과 같이 같은 것끼리 서로 끌어당긴다는 것이다.

다른 하나는 '인과응보(因果應報)'가 있다. 선을 행하면 선의 결과가 악을 행하면 악의 결과가 나온다는 말로, 이것은 부처님도 〈잠아함경〉에서 설파를 했다. 즉, 남을 죽이면 자기를 죽인 자를 만나고, 남에게 이기면 자기를 이기는 자를 반드시 만난다는 것이다. 이런 말씀은 일찍이 예수님도 성경에서 말씀했다. '뿌린 대로 거두리라.'

이런 진리의 말씀이 어떻게 '암'과 연계가 되느냐 하면 다른 것이 아니다. 같은 것끼리는 서로 어울리고 끌어당기는 힘이 있어 자꾸만 안 좋은 쪽으로 진행이 되는 때문이다.

가령 암을 앓은 사람에게는 몸에 좋지 않는 음식이 해롭고 과로가 해로운데 그런 친구들이 자꾸만 모여들면 몸은 더 망가지기 때문이다.

또한, 인과응보라는 것도 그러하다. 몸에 암이 생기는 것은 반드시 그 원인이 있는 즉, 자기로부터 비롯한다는 점이다. 탐욕과 무절제, 미움이나 울분 등이 결국은 교감신경을 흥분시켜 부교감신경이 안정화를 따라가지 못하게 하기 것이기 때문이다.

그러니 알고 보면 현실로 나타난 암은 자기의 마음, 자기의 행동이 '뿌린 대로 나타난' 셈인 것이다.

그런데 이것을 치료나 치유하는 과정은 양방이나 대체의학에서 하는 방법이 확연히 다름을 알게 된다. 양방에서 암을 치료하는 과정을 보면 철저히 매뉴얼에 따른다. 의사협회에서 내려준 지침에 의하여 시행한다.

암이 판정되면 방사선은 몇 차례, 수술 집도는 어느 정도, 항암 약은 얼마의 양을 어느 정도까지 투약하는지 정해져 있다. 혈액암의 경우 골수이식을 하는 과정도 몸을 무균상태를 만들기 위하여 철저히 매뉴얼에 따른다.

그렇게 하여 수술을 마치면 치료는 끝나는 것으로 판정한다. 그렇게 하지 않고 의사 개인의 소신에 따라 방사선 치료를 잘못하거나 수술을 잘못하면 나중에 소송을 통해 책임을 져야 하는 일이 발생할 수 있으므로 철저히 매뉴얼대로 한다. 그렇게 하는 것이 나중에 환자가 죽어도 '최선을 다했다'라고 면책이 되기 때문이다.

그렇지만 대체의학은 그런 매뉴얼이 없다고 한다. 문제가 발생할 경우 대체의학을 하는 의사 자신이 책임을 질 수밖에 없다고 한다.

현실적으로 양방에서의 의사들이 따르는 매뉴얼의 지침이 없으므로 책임의 위험성은 상시 노출되어 있다고 한다. 그러니 최선을 다할 뿐이라는 것이다.

현재 양방에서 치료받은 암 환자 사망원인의 대부분은 재발 때문이며 암은 대부분 재발이 된다고 보는 것이다. 그런데도 환자가 죽으면 '최선을 다했다'는 매뉴얼만 제시하면 면책이 되고, 피해자 가족 또한 책임을 추궁하지 않는다. 그런데 대체의학을 하는 병원에서는 환자 한 명만 죽어 나가도 사람이 죽었다는 악소문이 나서 영업에 막대한 피해를 받는다고 한다.

이는 마치 길거리에서 어깨를 부딪쳐서 상처가 나면 고소를 하거나 피해보상을 요구하지만, 병원에서 사람이 죽어 나가면 입을 다문 것과도 같다. 대형 병원에는 막강한 고문변호사들이 버티고 있기도 하지만 무엇보다도 의사협회에서 내려보낸 매뉴얼 때문이다.

이런 것을 생각하면 환자들도 깨어나야 한다는 생각이 든다. 암에 걸리면 유유상종으로 암이 좋아하는 환경이나 음식 등을 쫓게 되는 데 그것을 자제하고 거부하는 눈이 있어야 하지 않는가 한다.

자기를 치유할 의사를 찾는 것도 병원을 찾는 것도 마찬가지다. 사람은 '자기가 아는 것만 구할 수 있다'는 말이 있다. 결국, 사안을 바로 보고 바른 생각을 하는 눈을 가질 필요가 있어야 하지 않는가 싶다.

아우가 들려준 이야기다. 10여 년 전, 자궁암 때문에 심하게 하혈을 한 환자가 남편과 함께 찾아왔다고 한다. 이름만 대면 다 알만한 유명인인데, 남편과 이야기가 잘 되어 바로 진료를 들어가기로 했단다. 그런데 갑자기 방해꾼이 나타났다.

직장을 다니는 두 딸이 나타나, 큰 병원엘 가야 한다고, 울고불고 난리를 치는 바람에 데리고 나가 입원을 했다가 죽게 된 일이 있었단다. 그 정도는 대체의학으로 비교적 어렵지 않게 치유할 수 있는데 그리되었다는 것이다. 그 말을 하면서 환자도 결국 얼마나 깨어있고 자기 생명을 맡길 수 있는지 알아보는 것이 중요하다고 들려준다.

한 가정에 암 환자가 생기면 자칭 안다는 사람이 수십 명이 나타난다고 한다. 그래서 '이래라, 저래라' 혼란을 일으킨다는 것이다. 이때 판단을 잘해야 한다고 한다. 결국 치료받는 사람도 자기이고 잘못되면 죽게 되는 사람도 자기이기 때문에 주위 돌팔이 조언자에게 휘둘리지 말아야 한다고 한다.

현재는 암이 화두가 되고 대세가 된 세상이다. 2018년 발표한 한국인 기대수명까지 생존 시 암 발생률을 보면 남자는 39.8%, 여자는 34.2%로 나와 있다. 2030년이 되면 50%로 증가할 것으로 보는 의사가 많다고 한다.

예사 심각한 일이 아니다. 현재도 암 환자 발생률을 보면 다른 질환에 비해 암 환자가 절반을 차지할 정도로 월등히 높다. 철저한 대비와 예방이 필요하지 않은가 싶다.

건강을 위한 깨우침의 말

암은 외부에서 침입한 세균이나 바이러스에 의한 병이 아니므로, 대체의학 시각에서 암은 외과적인 요법으로는 치료가 가능한 병이 아니다. 정신이나 마음과 같은 것을 떼어 놓고서 어느 국부적인 것을 들여다보아 고칠 수 있는 병이 아니라는 것이다. 몸을 컨트롤하는 것은 자율신경계의 교감신경과 부교감신경의 영역이며, 거기에다 마음이나 음식 등 식이요법을 빼놓고는 암 치료를 말하기 어렵다. 암 치료에서는 환자 마음의 안정이 중요하며 치료하는 의사도 진심을 다하지 않으면 안 되는 병이다. 그에 대비하여 아우는 매일 새벽이면 심신이 평온한 상태에서 30분 이상 기도를 한다고 한다. 그런 정성이 없이는 환자의 몸에 침을 꽂거나 뜸을 뜬다고 해서 효험이 나타나지 않기 때문이란다. 또한, 환자 자신도 살겠다는 의지가 있어야 하며 의사도 최선을 다해야 한다. 사람은 소통하는 존재로서, 세포 내의 섬모도 끊임없이 상호 소통하며, 사람의 몸 또한 주변 환경과 소통을 한다.

그런 의미에서 제철 음식, 고장에서 나는 식품이 몸에 이롭다는 점을 공감하게 된다. 사람 몸은 그 자체가 하나의 우주이며 신외무물(身外無物)이란 말도 있듯이, 자기가 없으면 아무것도 없다. 사람의 외적인 지표는 혈압 120~130, 맥박 60~100, 호흡 12~20, 체온 35.5~37.5 이내면 양호로 판단한다. 그런데 암에 걸리면 우선 체온이 떨어진다. 그리고 신체적인 변화도 나타나는데, 식욕이 감퇴 되고 체중이 줄어들며 어지럼증을 일어난다.

암이 생겨난 이유는 과도한 스트레스, 탐욕, 미워하는 마음, 수면 부족, 기력의 소진, 편식을 꼽는다. 그런데 양방에서는 그 원인을 모른 채 증상치료에만 매달리고 있다. 하기는 의과 서적에도 '그 원인은 모른다.'라고 기술되어 있다니 책할 일은 아니다.

그런데 원인을 모르고 치료할 수 있을까? 그렇기에 고혈압 환자에게는 그 원인을 모르고 계속적인 혈압약을 먹도록 하고, 당뇨 환자에게는 그 원인을 모르고 평생 당뇨약을 먹도록 한다. 대체의학에서는 약을 먹지 않고도 혈압조정이 가능하고, 암 또한 약을 먹거나 수술을 하지 않고도 많은 환자를 치유시키니 주목할 일이다.

암 치유에 있어서 관건은 우선 몸 안의 탁한 피를 깨끗이 하는 것이 급선무다. 그 다음으로는 대장과 소장 기능이 원활하게 활동하도록 하는 것이다. 오염된 환경이나 오염된 음식에 의하여 피가 탁해지면 문제를 일으킨다. 피는 46초마다 온몸을 한 바퀴 도는데 그곳에 흐르는 혈관의 길이는 112,000Km(지구 두 바퀴)나 된다, 그곳에 끊임없이 피를 보낸다. 인체는 교감신경이 항진되면 세포 속에 있는 섬모가 문제를 일으킨다. 다른 하나는 대장과 소장으로서 여기서는 피와 효소를 만들고 음식물을 흡수한다. 여기에 문제가 발생하면 암이 생긴다.

그렇기 때문에 아우는 암 환자가 내원하면 먼저 시키는 것이 있다. 관장을 하게 하고 음식을 바꾸도록 하는 것이다. 육식을 피하게 하여 체질을 개선하고 장 청소를 하게 한다고 한다.

암을 보는 지식과 지혜의 눈

 암은 꾸준한 관리가 중요하다. 치료를 받다가 중도에서 포기한 사람도 있는데 한 번 치료를 결심하면 꾸준히 받아야 한다. 그런 사람이 다시 찾아오면 아우는 따끔하게 나무란다.
 또한, 암은 생겨난 원인을 보아야지 드러난 증상만 보고 치료하면 안 된다고 한다. 지식을 가지고 치료하기보다는 지혜로 접근해야 할 영역이다. 양의학은 기(氣)나 마음, 음식과 같은 섭생의 문제는 도외시하는데 그것은 놓치는 부분이다.
 하버드 의대 출신인 김병재 박사가 한 말에 의하면 의

사가 사람 몸에 대해 안다고 착각하고 있지만, 사실은 20% 정도밖에는 파악하지 못하고 있다.

만약 자동차가 고장 났을 경우, 정비소에서 그 차에 대해 20%만 안다면 누가 선뜻 맡길 수 있겠는가. 대부분 사람은 고치기를 고민할 것이다. 그런데도 사람들은 기껏 20%밖에 알지 못하는 의사에게 아프면 의심하지 않고 몸을 내맡긴다.

더구나 양방에서는 사람의 마음이라든가, 기(氣) 등은 감안하지도 않는다. 그러니 근본적인 병의 뿌리를 뽑아낼 턱도 없다.

백혈병 환자의 경우, 양방에서 진행되는 절차는 방사선 치료를 끝내면 최종적으로 골수이식을 하게 되는데, 그 과정에서 겪게 되는 고통이 엄청나며 그렇게 한 골수이식의 성공 확률도 8명 중 한 명꼴이다.

또한, 혈압도 약을 먹게 되면 몸 안에서 강제적으로 수분을 빼내어, 결국은 피가 탁해진다. 그리고 종국에는 심부전이 온다.

사람의 몸은 순환작용에 의한 메커니즘에 의해서 스스로 작동하게 해야지 외부에서 강제하면 안 된다. 그 대표적인 것이 암이다. 암은 건드리면 성을 내고 더 악화만 불러올 뿐이다.

신약이라고 해서 맹신할 것이 못 된다. 어떤 약은 표적항암제니 면역항암제니 해서 수백 수천만 원이 가는 것도 있는데, 미국 FDA 허가 기준을 보면 1개월이나 2개월 수명연장이 증명되면 허가를 내준다는 것이다. 그것을 얼마나 신뢰할 것인가를 떠나 비싼 비용을 들여 1, 2개월 더 사는 것이 얼마나 의미가 있는지 모를 일이다.

텍사스 휴스턴의 지구상에서 제일 큰 MD 앤더슨 암센터에서도 대체의학적 방법을 많이 적용하고 있다. 즉, 운동요법과 음식 요법, 체온조절 요법들을 쓴다.

돈도 자기가 내고 죽어도 자기가 죽는데 자기 병에 대해 공부 안 하고 알지 못하면 되겠는가. 아우가 지켜보는 환자들을 보면 아무런 대비가 안 된 상태에서 오는 환자들이 너무나 많아 안타깝다고 한다.

암은 몸 일부에 생긴 병으로 보고 단칼에 제압할 수 있다고 생각하는 것은 잘못된 것이다. 암은 국소질환이 아니라 전신질환이다. 그러므로 암이 발생한 부위만 고친다고 해서 암은 낫지 않는다.

또한, 암은 육체적 질환만이 아니라 심인성질환이다. 인간은 육체적 존재이면서 정신적 영적인 존재로서 암은 몸과 마음, 영혼까지 아우르는 치유가 필요한 병이다.

따라서 암만 바라보고 암을 박멸시키겠다고 하는 치료는 잘못된 것이다. 암만 보지 말고 암을 앓는 사람 전체를 보아야 한다. 암 환자는 그 사람 자체가 암 환자일 뿐이다. 암을 암만을 보고 치료하려고 하는 건 잘못이다.

유익균과 유해균

 사람이 지금까지 살아오면서 가장 이상적으로 진화한 것이 지금의 모습이다. 지구가 46억 년, 인간의 출현이 200만 년 전, 지금의 현생인류가 나온 게 4만 년 전이니 얼마나 오랫동안 진화를 해왔는지 알 수 있다.
 형상은 다를지라도 사람은 지구를 닮지 않았을까. 지구에 오대양 육대주가 있듯이 사람도 마찬가지로 오장육부가 있으며 지구에 물이 70%를 차지하듯이 인체에도 물이 똑같이 70%를 차지한다.
 그런데 놀라운 것은 그것뿐만이 아니다. 인체는 100조 개의 세포로 이루어져 있는데, 사람의 장 속에는 그보다

열 배가 많은 1,000조 개의 미생물이 활동하고 있다. 그것도 사람이 생산한 것이 아니라 외부에서 들어온 것이 사람을 돕고 있다는 사실이다.

이것의 역할은 지대하다. 몸 안에서 효소를 만들고 운반하며 돕는다. 이것의 활동이 없이는 생명 유지가 불가능하다.

사람이 이 세상에 태어나 살아가는 이유도 마땅히 그래야 한다. 선한 존재로 자기 사랑뿐 아니라 남도 사랑하며 도우며 살아야 하는 것이다. 선한 마음을 가지고 욕심과 미움을 내려놓고 남을 돕고 베풀며 즐겁고 평안하게 살면 암도 호전이 된다.

우리 몸 안의 미생물 30%는 유익균이며 10%는 유해균이다. 나머지 60%는 유익균도 아니고 유해균도 아닌 중간 형태로 존재한다. 그런데 그것은 유동적이어서 경우에 따라서는 유익균 쪽에 서기도 하고 유해균 쪽에 서기도 한다. 어느 편에 가담하느냐에 따라 상황이 달라진다.

나치 독일의 히틀러가 소수의 극우세력으로 출발했으나 나중에는 대세를 장악했듯이 중간 형태의 미생물 가담 여부에 따라서 상황이 바뀐다.

그런데, 유해균이 꼭 나쁜 것만은 아니다. 이것도 몸속에 반드시 있어야 한다. 이것은 사회현상하고도 닮은 측면이 있다. 사회에도 보면 선한 사람들이 있고, 불량한 사람들이 있는데, 그런 사람도 필요하다고 본다. 너무 법이 없어도 되는 천국 같은 세상은 오히려 사람이 타락할 것이다.

물고기를 운반하는 장거리 소송 차에는 고기를 잡아먹는 돈바리(상어 새끼)를 넣어두는 경우가 있는데, 그래야만 고기들이 잡혀먹지 않으려고 정신을 바짝 차려서 죽지 않고 싱싱한 상태로 도착지에 보내지는 이치와 같다.

이처럼 우리 몸도 때로는 악역이 필요하다. 사람의 몸에 나타나는 10억 개의 암 크기는 1cm, 눈에 보이는 3cm 크기라고 해야 겨우 3g인데, 이는 크게 생존에 영향을 미치지 않는다.

잘만 관리하면 자연수명까지 동거하며 갈 수가 있다. 그런데 이것을 제거하는 대상으로 보고 방사선으로 지지고 칼로 수술하고 득한 항암제를 쓰면 암 자체가 성을 내기도 하지만 몸속의 유익균을 다 죽여버리는 우(愚)를 범하게 된다.

그야말로 교각살우(矯角殺牛)요, 빈대 잡으려다 초가집 태우는 경우가 된다. 예전에 미국 옐로우스턴 국립공원에서는 늑대가 나타나자 혐오 동물로 보고 잡아 죽여 멸종을 시켜 버렸다. 그러자 노루와 사슴 같은 동물들이 번식하여 주변을 모두 황폐화시켜 놓고 말았다. 그래서 다시 늑대를 풀어놓자 예전과 같이 회복되었다.

이렇듯 몸속에 있는 유해균이나 암도 유익한 역할을 하고 있다. 이것들이 적당히 있음으로써 건강을 유지시킨다.

한편, 우리 몸을 다스리는 교감신경의 정상치는 54~60이고, 부교감신경의 정상치는 31~40인데, 교감신경이 정상보다 항진하면 몸에서 아드레날린을 분비하여 흥분을 시키고 부교감신경이 수치가 낮으면 마음을 안정시키지 못한다.

암은 어떻게 보느냐가 중요하다. 대체의학 쪽에서 보듯이 이것이 나타나면 자기 몸의 이상이 있음을 인식하고 그것을 달래고 안고 가겠지만, 양방의 시각에서는 악질적인 것으로 보아 제거하는데 몰두할 것이다.

그런데, 환경을 바꾸고 먹는 음식을 바꾸어 환자의 상태가 좋아진 사례가 많음을 생각하면 완치도 어려우면서 부작용이 많은 방사선이나 수술보다는 대체의학적인 방안도 고려해 봄 직하다. 자기를 도와주는 몸속의 유익균까지 적으로 몰아서 죽일 필요가 없지 않은가.

다음은 암 환자의 유의사항이다.

환자의 몸을 싸움의 전쟁터로 만들면 안 된다.

수술은 신체 기능을 박탈시키는 행위이며 상처의 재발, 감염, 수술 후유증과 재발을 일으킨다.

항암은 화학약품으로 세포를 태우는 것이다. 간과 신장의 손상을 주고 재발 전이를 일으킨다.

방사선은 80도의 열로 세포를 태우는 행위다. 조직을 괴사, 섬유화시키고 재발 전이를 일으킨다.

암을 병원에서 빨리 치료하는 게 능사가 아니다. 암 환자는 서두르지 말고 천천히 따져보아야 한다. 조급한 마음을 내려놓고 정보를 충분히 수집하고 공부하면서 스스로 암 박사가 되어야 한다.

병원도 2~3곳을 찾으면서 신뢰할 만한 의사를 찾아야 한다. 그러기 위해서는 환자가 스스로 열린 마음을 가져야 한다. 의사를 볼 수 있는 눈을 가져야 산다.

암 환자에게 필요한 마음가짐

 암은 자기 또는 다른 사람을 사랑하지 않는 데서 생기는 병이다. 미워하는 마음을 가지고 살면 고치기 어렵다. 그러므로 남을 사랑하는 것이 자기를 사랑하는 것이며 따라서 암도 고쳐진다. 그래서 마음이 중요하다.
 또한, 몸에 나타난 암도 자기를 죽이려고 하는 신호가 아니라 오히려 몸을 살리기 위해서 대비하라고 나타난 것이다. 그러니 마음가짐이 중요하다.
 따라서 암은 '없애야 하는 것, 나를 죽이려는 것'으로 보고 대응하면 오히려 악화되어 죽음에 이르게 만든다. 증상이 나타난 것은 어서 빨리 생활습관을 바꾸고 식습관을 바꾸고 마음을 선하게 가지라는 신호인데 그에 따르지 않으면 병이 고쳐지지 않는다. 그런 의미에서 볼 때 암은 지금까지 살아온 의식이나 습관을 바꾸어 새로 태어날 기회를 준 하나의 축복으로 봐야 한다.

암에 걸렸다가 나은 사람은 그 이전보다도 오히려 더 건강하게 살 수 있다. 일례로 간에 암이 걸린 사람은 그것이 나으면 이전으로 회복되는 것이 아니라 그보다 더 간이 좋아진다.

암의 이런 점이 다른 질병과 다른 특징이다. 그렇기 때문에 암은 마음에서 오는 병이므로 좋은 마음을 가지고 살아가는 것이 무엇보다도 중요하다. 남을 미워하고 욕심부리고 이기적인 삶을 살면서 암을 고치려고 하는 건 안 되는 일이며 절대로 고쳐지지 않는다. 그것을 분명히 알 필요가 있다.

마음을 고치는 의사를 심의(心醫)라고 한다. 심의는 최고의 의사를 일컫는다. 미국에서는 암을 이겨낸 사람을 히어로라고 하는데 이는 완치가 2%밖에 안 되기 때문이다. 그만큼 암은 뿌리를 뽑아내기가 어렵고 그래서 달래면서 조심하며 신경 쓰고 함께 가야 하는 병이다. 한편,

우리 몸에는 내가 아닌 미생물이 세포 수 보다 10배가 많은 1,000조 개나 살아서 이것이 생명 활동을 하게 만드는데, 그런 것의 의미를 새겨볼 필요가 있다. 선하게 살라는 뜻이라고 깨달을 필요가 있다.

암을 이겨내려면 환자 자신이 공부하여 똑똑해질 필요가 있으며, 진실을 감추고 쉬쉬하는 일이 비일비재한 세상에서는 속지 않으려면 깨어있어야 한다. '진실을 바탕으로 하지 않는 것은 모두가 가짜이고 허위라는 것을 분명이 인식할 필요가 있다.

암 환자가 의식을 깨치려면 앞으로도 20년은 더 갈 것이다. 대체의학계에서 본 판단이다. 현재 실태를 보면 암 환자들이 의사 앞에서 눈도 바로 맞추지 못하는데, 의사가 모니터를 들여다보고 "약 잘 복용하고 있지요?" 또는 "다른 아픈 곳은 없어요?" 하면 주눅이 들어서 '예, 예' 하는 현실이다.

얼마나 한심한 일인가. 자기 돈 쓰고 자기가 고통받으면서 치료받은 것인데, 자기 의견을 말하지도 못하는 어리석음이 크지 않는가. 현명한 환자라면, 당연히 다른 치료법은 없는지, 치료받으면 어느 정도의 효과가 있는지 정도는 진지하게 물어야 한다. 의식이 깨어서 다른 방법도 찾을 수 있어야 한다.

다음은 57세 먹은 사람이 6개월 시한부 판정을 받은 후 15년을 더 생존한 사람의 증언이다.

첫째, 마음의 평정을 잃지 않는 것이 중요하며 스트레스를 이겨내는 것이 또한 중요하다.

둘째는 헛된 욕심을 부리지 않는 것이 중요하며 세상의 물욕, 권력욕 등 세속적인 욕심을 버리고 마음 편히 사는 것이다.

셋째는 현대의학은 한계가 있기 때문에 대체의학 등, 환자 스스로가 자신에게 적합한 치료 방법을 파악하는 것이 중요하다. 알아야 암 투병을 할 수 있으며 알려는 자세가 진지가 있어야 한다.

넷째는 일단 자신이 선택한 방법이 옳다고 생각되면 의심하지 않고 철저히 실천하는 것이 중요하다.

다섯째는 암을 진단 후 완전히 다시 태어나야 한다. 발병의 원인이 어디까지나 자신에게 있다는 것을 인정하고 생활습관, 식사습관, 정신자세 등을 바꿔야 한다. 대인관계, 운동, 음식, 수면, 호흡 등 습관을 고쳐서 새로운 삶을 사는 사람은 살아난다.

  암을 이길 수 있는 사람과 그렇지 못한 사람은 외양으로 나타난다. 내원할 때 흥분상태에 있는 사람은 암을 이겨내지 못한다고 한다. 담담하게 받아들이고 기어이 이겨내겠다는 의지가 강한 사람은 살아난다는 것이다.

  그것은 흥분은 교감신경을 자극하기 때문이며 담담한 상태가 되는 것은 부교감신경을 안정시키기 때문이란다. 한편, 암이 깊어지면 참기 힘든 고통이 밀려드는데, 이때 사용하는 몰핀주사는 일시적 통증은 멎게 할 뿐, 부작용이 크다. 대장 기능을 거의 무력화시켜 정상적인 배변을 못 하게 만든다. 심지어는 기구로 파내야 하는 지경이 있을 수도 있다. 그에 대해서는 대체의학에서 대처법도 가지고 있다고 한다.

무분별한 항생제

 항생제의 가장 큰 문제점은 우리와 공생(共生)하는 1,000조 개나 되는 장내 유익한 미생물에게 심대한 장애를 주는 것이다. 이것들은 몸 안에서 단쇄지방산과 비타민 B군을 만들고 미네랄을 흡수하여 몸을 건강하게 하는데 이것들이 활동을 못 하여 많은 부작용을 유발한다.

 장내 미생물은 60%는 중간균, 30%는 유익균, 10%는 유해균인데, 유익균 유해균의 비율에 따라 장내 세균 1,000조 개는 유익균 쪽에 붙기도 하고 유해균 쪽에 붙기도 한다. 예컨대 인구 100만 도시에 60%는 중간자, 30%는 좋은 사람, 10%는 문제 있는 사람으로 볼 때, 면역(경찰) 여하에 따라 좋은 쪽이나 나쁜 쪽으로 간다. 이때 중간균(중간자)는 주변 환경의 영향을 받는다.

오늘날 문제가 되는 약물은 스테로이드제로 이것은 부작용 천국을 만드는 일등공신(?)이다. 고혈압과 당뇨, 우울증과 정신분열을 일으킨다고 김진목 의사는 자신의 저서에서 말하고 있다. 스테로이드제는 일시적으로 혈액순환을 차단시켜 증상이 완화된 것으로 보이게 할 뿐이고 종래는 혈관을 좁혀서 몸을 못 쓰게 만든다. 사람이 나이가 들면 몸에서는 두 가지 현상이 나타난다. 하나는 몸이 식어가는 것이며, 또 하나는 몸이 굳어져 가는 것이다. 그런데 거기다가 독한 약을 지어서 먹으면 피가 탁해져서 더 큰 후유증이 일어난다. 결국은 항생제 남용은 대장암을 비롯해 각종 암을 유발시키며 위장장애를 불러온다.

그리고 해열제 또한 소화불량과 속 쓰림, 위염 등을 불러일으켜 3일 연속 먹는 것은 좋지 않다. 알려진 바에 의하면 약은 한꺼번에 네 가지 이상을 복용하지 않는 것이 좋다고 하는데, 이는 과다복용하면 건강에 도움을 주기는커녕 오히려 해치기 때문이다. 병은 자율신경의 하나인 교감신경이 흥분해서 생기는데 이런 스테로이드를 쓰면 백혈구 내의 과립구를 증가시켜 림프구 활동을 방해한다. 그러기 때문에 이런 약은 피해야 한다. 병이 고쳐지기보다는 후유증을 더 유발하기 때문이다. 이는 결국 병의 원인을 보지 않고 증상을 찾아 대증요법으로 접근하기 때문이다. 그런데 한국 사람들의 항생제 과다복용은 문제가 아닐 수 없다. 더 큰 문제는 그 어디에서도 이것의 부작용을 일깨우는 곳이 없다는 것이 문제다.

우리 몸은 오염된 환경, 오염된 식재료로 만든 음식만 피하면 스스로 정화시키고 병을 고치는 기능이 있다. 이 가운데 환경을 개인이 어쩔 수 없으니, 음식물 하나라도 신경 쓰고 살면 질병의 고통 속에서 벗어날 수 있다. 우리나라에서 4~50년 전만 해도 지금은 흔해 빠진 대장암은 거의 없었다. 그런데 생활 수준이 높아지고 식생활이 육류로 바뀌다 보니 그런 병이 생겨나게 되었다. 피가 탁해지고 장에 무리가 오니 그런 병이 생긴 것이다.

사람은 아는 만큼 실천을 하게 된다. 몸을 망치는 약을 삼가야 하지 않을까 한다. 다음은 대체의학의 선구자 엘렌 G 화이트가 한 말이다.

"약물은 결코 병을 치유하지 못한다. 약물의 작용은 다만 질병의 외형과 위치를 변화시킬 뿐이다. 일반적으로 행해지고 있는 약물치료는 하나의 저주거리다. 약물은 인체에 치명적 독소를 남긴다."

다시 암(癌) 이야기

　지난 연말과 새해 신년을 맞아 두 친구가 연이어 세상을 떠났다. 한 친구는 술을 좋아해 알코올중독으로 병원을 드나들더니 나중에 급성폐암이 발견되어 치료를 받다 사망하고, 다른 친구는 혈액암이 뇌에까지 전이되어 대형 병원에서 항암치료를 받다 눈을 감았다.

　50여 년 전 고향 친구 7명이 청송회(靑松會)라는 이름으로 모여서 이제껏 함께해 온 회원들이다. 그런데 일 년 사이 두 명의 친구가 연이어 암 투병하다 세상을 떠나니 허무하기 짝이 없다. 그럭저럭 나이가 들어가니 당장 죽음이 찾아와도 이상할 것이 없는 나이지만, 그래도 남자

평균수명이 팔십을 넘어서고 있는 것을 생각하면 애석하기 짝이 없다. 이번에 세상을 떠난 친구는 오늘 아침에 눈을 감았다. 이 친구를 생각하면 작년에 있었던 일이 떠오른다. 등산을 하다가 다친 환부가 아물지 않아 병원에서 검사를 해보니 암이 발견되었다. 별다른 통증도 없었는데 병증은 상당히 진행이 된 상태였다. 그 말을 듣고서 나는 카자흐스탄에서 주로 자가면역질환과 암병을 치료하는 아우에게 사실을 알렸다. 그랬더니 다음과 같은 대답이 돌아왔다.

"형님, 진단이 그렇게 나왔다면 바로 항암치료나 방사선치료에 들어가지 말고, 자연식으로 치료하는 의사를 한번 찾아가 보라고 하세요."

그 말을 듣고 즉시 친구에게 전했다. 그랬더니 반응이 신통치 않는 것이었다. 그냥 병원에서 권하는 대로 하겠다고 말했다. 그래도 나는 예전부터 암치료를 주로 하는 아우로부터 들은 바가 있었음으로 다시 한 번 재고를 해보라고 이야기했으나, 부인으로부터 "나중에 잘못되면 책임지겠느냐?"는 황당한 말을 듣게 되었다.

그래서 이후로는 입을 꼭 다물어 버리고, 그 대신 그동안 아우로부터 들었던 이야기를 수필형식으로 20여 편을 작성했다. 그리고는 그것을 격월간 교양 잡지인 〈그린에세이〉에 '임중심의 건강상식' 이라는 제목으로 연재를 하고 있다.

그러므로 그 글이 쓰여진 것은 친구가 입원하던 시기와 거의 일치한다. 그러니까 친구는 항암치료를 시작한 지 정확히 10개월 만에 세상을 떠난 것이다. 안타깝기 짝이 없는 일이다. 안타깝다는 건 다른 것을 두고 한 말이 아니다. 암은 잘못 손댐으로써 수명을 단축시키는데 그로인해 후유증으로 고생만 하다가 먼저 갔다는 생각이 들기 때문이다.

2009년 세계적인 학술지인 네이처지에는 '암은 건드리면 안되고 관리만 해야한다'는 요지의 글이 실렸다고 한다. 이는 그간 충분히 검증을 하여 내놓은 기사였다. 여기서 나는 아우의 견해도 있지만, 일본 의학계의 원로인 모리스타게이찌 박사가 국회청문회에서 한말을 인용하고자 한다.

"암종은 도려낸다고 해서 없어지는 것이 아니다. 그런다고 그 혹의 원인이 되는 피의 오염이 없어지지 않게 때문이다."

그러면서 말한다. 암이 생겼다는 것은 사실은 기꺼워해야 할 일이라는 것이다. 만약에 그것이 안 생겼다면 급전직하의 상황, 즉 패혈증(화농성세균이 혈류중 번식)으로 위험한 증상, 39도, 40도 고열이 일어나 저세상으로 가게 될 것인데 암종의 덕분에 잠시 더 살게 될 보장을 얻은 것이라는 것이다. 이는 피의 혼탁을 고치기 위한 집행유예가 주어진 것이나 다름이 없단다. 그러기에 암종은 적신호이자 안전판이며 정화장치이자 구체주(救體主)라고 할 수 있다는 것이다.

그럼에도 불구하고 오늘날의 의학에서는 이 암종을 무찌르기 위해서 방사선을 조사하고, 항암제를 들이대고 하는 판이니 암이 고쳐지지 않는다는 것이다. 그리고 그는 이런 주장도 한다. 암종은 본질적으로 '선'한 것이라고 한다. 그 자체가 병이 아니고 병을 알려주는 신호에 불과하다는 것이다.

그러면서 역설적인 말이긴 해도 암종은 암이 아니다는 것이다. 암이라는 정체는 피의 혼탁에서 오는 것이며 일종의 패혈증(敗血症)이란다. 그러므로 암을 낫게 하는 것은 피를 맑게 해 주면 된다고 한다.

　이 견해는 아우의 주장과도 일치한다. 산속에 독버섯이 있는 것은 그게 나쁜 것이 아니라, 주위의 독성을 그것이 품고 있다는 것이다. 독성이 퍼지면 좋지 않기 때문에 독을 끌어다 안고 있다는 것이다. 이를 암종에 비유하면 그 암종이 문제가 아니라 그것은 오히려 선한 것이며, 암종이 그렇게 함으로써 암이 다른 부위로 퍼져나가는 것을 막고 있다는 것이다.

　한편, 양방 치료와 대체의학적 치료에 있어서는 성악설과 성선설이 있듯이 이 둘은 암을 악한 것으로 보느냐, 선한 것으로 보느냐로 크게 갈린다고 한다. 양방에서는 암을 제거해야 할 대상으로 여겨, 레이저로 지지고 독한 약을 써서 물리치려고 하지만, 대체의학의 관점은 그렇게 보지 않고 자동차의 계기판처럼 '몸에 이상이 왔다'는 신호로 여겨, 근본적인 치료(피를 맑게 하는 것)에 중점을 둔다고 한다. 다시 말해 암은 피가 썩어서 오는 병으로, 몸으로 들어오는 음식은 육식을 피하고 신선한 야채와 비타민을 보충하고, 마음을 다스려서 미움과 분노 등을 내려놓고 긍정적인 생각, 평상심을 유지하며 사는 것이 처방의 하나라는 것이다.

50년 지기 두 친구를 암으로 연달아 떠나보내면서 인식의 전환이 필요함을 새삼 느낀다. 아우는 옛 성현의 말씀을 빌려 강조하고, 강조하고 또 재삼 강조한다. 패러다임에 갇혀 사는 각자도생의 세상에서 살아남으려면 깨어나야 한다는 것이다. 불나방처럼 뻔히 죽을지 알면서 관행적으로 그리하니 계속 뛰어들 것인가, 아니면 다른 방법을 찾을 것인가, 그것은 각자의 몫이라는 것이다.

전에도 어느 글에서 썼지만 부처님의 말씀을 인용하지 않을 수 없다. "세상 사람들은 눈멀었고, 몇몇 사람만이 진리를 보네. 새가 그물을 피해가듯이."

암에 관한 종합 정리

지금까지 여러 꼭지를 통해서 아우가 해준 암에 관한 이야기를 종합하면 다음과 같이 정리를 할 수 있을 것 같다. 암은 그 자체가 병이 아니라는 것이다. 원인은 다른 곳에 있단다. 물속에 잠긴 빙산처럼 숨어 있다는 것이다. 그러면 무엇이 병이냐? 인체의 시스템이 고장 난 것이 병이란다.

암은 단지 그 자체가 무엇이 잘못되었다는 것을 알려주는 신호일 뿐이라고 한다. 차량에 문제가 생기면 계기판에 불이 들어와서 알려주듯이 암 또한 그렇게 인체에 문제가 있음을 알려주는 신호에 불과하다는 것이다.

그러므로 알려주는 신호가 암일 수는 없다는 것이다. 암은 전체 몸의 시스템이 바로 암이라는 것이다. 그렇기 때문에 암 치료를 함에 있어서는 암만을 보고 국소 치료를 해서는 안 되며 인체 전체를 점검하고 고쳐야 한다고 한다.

 암을 고치는 데 있어서 어떻게 이해하느냐는 너무나 중요하다고 한다. 왜냐면 암을 국소 병으로 보고 암만을 치료하면 전체를 보지 못하고 국소 치료에 집중할 수밖에 없기 때문이란다.

 암은 전신병이지 국소 질환이 아닌데 어느 국소의 치료에 매달리면 문제가 있다고 한다. 사람 전체를 치료해야 한다고 한다. 암이라는 불청객이 찾아왔다면 무조건 박대할 일은 아니라고 한다. 무조건 쫓아내는데 급급해서는 안 되다고 한다. 암이 왜 왔는지, 어디가 문제여서, 알려주려는 것이 무엇인지, 어떻게 대접해야 하는지를 깊이 생각해야 한다는 것이다.

 이 불청객이 나를 헤치려고 온 게 아니라는 인식을 하는 것이 중요하다고 한다. 나를 도와주기 위해 온 신의 선물일지도 모른다고 생각해 볼 필요가 있단다. 나를 돌아보는 계기를 만들어 주려고 온 신의 사자라고 생각해 보라는 것이다. 그것은 비정상을 정상으로 바꾸라는 메시지로써 고마운 존재라는 것이다. 암이라는 불청객이 찾아오면 몇 가지를 생각해 봐야 한다고 한다.

첫째, 이것을 이해하고 대화하고 성의로써 맞이해야 한다고 한다. 암은 나를 해치려고 온 것이 아니며, 나의 잘못된 생활습관을 경고하고 시정하도록 하기 위해 온 것이라고 한다. 그러므로 암에 대해 무작정 갖는 공포에서 벗어나는 것이 암을 치료하는 데 가장 중요한 선결과제라고 한다.

둘째, 생활습관을 바꾸는 것이다. 대인관계에서 오는 지나친 스트레스나 걱정, 일에 대한 과도한 집착, 과로, 운동 부족, 잘못된 음식 습관 얕은 호흡 등을 고치는 것이다. 암은 생활습관병이기도 하다는 것이다.

습관이란 오랜 시간을 걸쳐 형성된 것임으로 이를 바꾸기 위해서는 피나는 노력이 필요하단다.

셋째, 암은 면역질환으로 면역력이 떨어져서 생긴 병이라는 것이다. 면역은 바로 생명력. 따라서 면역을 떨어뜨리는 치료인 항암치료, 수술, 방사선에 신중해야 한다는 것이다.

암은 체력이 떨어지면 극복할 수가 없다고 한다. 체력이 떨어진 노약자가 현대의학의 3대 치료를 강행하는 것은 깊이 생각해 볼 일이라고 한다. 모든 치료는 환자의 상태를 감안해야지 일률적인 매뉴얼 치료는 절대로 기피해야 한다고 한다.

넷째, 면역력을 올리는 치료를 선택해야 한다는 것이다. 면역력은 바로 생명력이다. 암 환자는 생명력이 고갈되어서 죽지, 암 때문에 죽지는 않는다고 한다.

면역력을 올리는 데는 다양한 방법이 있단다. 운동으로 신체의 신진대사를 향상시킬 수 있으며 온열요법도 중요하다고 한다. 암 환자는 몸이 찬데, 몸이 차면 신진대사가 저하된다고 한다.

식이요법도 중요하단다. 암은 피가 탁해서 오는데 피를 깨끗하게 만들기 위해서는 음식 습관이 가장 중요하다고 한다. 또한 침이나 뜸도 암 환자에게 도움이 된단다.

한편, 웃음 요법도 암 치료에 크게 도움이 되며 요즘은 많은 암병원에서 이것을 채택하고 있다고 한다.

대체의학의 선구자인 막스거슨은 이렇게 말했다. "몸속의 독소와 노폐물을 배출시켜 혈액을 정화하고 통곡류, 가공되지 않는 자연식품을 만들어 먹고 커피 관장법으로 말기 암 환자들을 회복시켰다"고.

여기서 상기할 것이 있다. 암은 환자를 죽이려고 나타난 것이 아니라 환자를 살리려고 나타난 종양이라는 것이다. 몸속 환경이 나빠져서 그런 형태로 독성을 끌어안고 있다는 것이다.

암이 나타났다는 것은 그만큼 몸이 최악의 상태라는 것을 말해준단다. 암은 최악의 상태가 아니고서는 생길 수가 없단다. 실험실에서 암처럼 배양하기가 어려운 것이 없다고 한다. 그만큼 최악의 조건을 맞춰야만 암이 생존한다는 것이다.

이것은 바로 몸속 환경을 개선시켜주면 암은 사라진다는 것을 말해준다. 그리고 암 환자가 깨달아야 할 것이 있다. 화려한 간판, 어떤 유명세가 암을 고쳐주지 않는다는 것이다. 그런 곳은 환자가 붐벼서 고작 3분 남짓 진료 상담을 해주는데 그게 얼마나 도움이 될 것인가.

보기 좋은 화려한 간판을 쫓을 것이 아니라 열매를 잘 맺는 곳을 찾아가야 한다고 본다. 그러기 위해서는 열린 생각, 기존의 고정관념에서 탈피하는 혜안을 기르는 것이 중요하지 않은가 한다.